Kinder kriegen

Bittere Pillen Patientenreihe

Hrsg. K. Langbein, H.-P. Martin, H. Weiss u. K. Federspiel

Michael Adam
Renate Daimler
Volker Korbei

Kinder kriegen

Schwangerschaft, Geburt und
Stillen ohne Angst und Zwang

Ein Ratgeber

Kiepenheuer & Witsch

© 1986 by Verlag Kiepenheuer & Witsch, Köln
Umschlag Hannes Jähn, Köln
Gesamtherstellung Clausen & Bosse, Leck
ISBN 3 462 01781-0

Wissenschaftliche Beratung:

Prim. Dr. Wolf Jaskulski, Gynäkologe und Geburtshelfer,
Landeskrankenhaus Oberpullendorf, Burgenland
Mag. Birgit Heyn, Pharmakologin, Wien

Die Angaben über Medikamente stützen sich auf die Bewertungen im
Buch »Bittere Pillen«, Ausgabe 1986/87, an der als wissenschaftliche
Berater mitgearbeitet haben:
Dr. Gerd Glaeske, Pharmazeut, Bremen
Prof. Eberhard Greiser, Medizinstatistiker, Epidemiologe, Bremen
Prof. Jörg Remien, Pharmakologe, Universität München
Prof. Dr. Hans Winkler, Pharmakologe, Universität Innsbruck

Mitarbeit

Andrea Alder, Wien
Verena Corazza, Wien
Franziska Domforth, Wien
Lore Korbei, Wien
Renate Mitterhuber, Wien
Romana Riedesser, Wien
Dorothea Rüb, Wien
Dr. Ferdinand Sator, Korneuburg
Johanna Sengschmid, Wien
Erika Stegmann, Köln
Mag. Volker Toth, Salzburg

Inhalt

A. Einleitung

Schwangerschaft, Geburt und die Zeit danach sind eine Einheit. In der modernen Geburtsmedizin ist dieser Gedanke weitgehend verloren gegangen. Sie sieht die Geburt als eine Krankheit, die losgelöst von der Schwangerschaft und der Zeit danach betrachtet wird.
Mehr als 80 Prozent aller Geburten könnten ohne jeden Eingriff verlaufen. Eine unzulängliche Schwangerenbetreuung, die die seelische Situation der Frauen nicht berücksichtigt, und eine Geburtshilfe, die unter dem Vorwand medizinischer Notwendigkeiten den Frauen fast jede Möglichkeit nimmt, ihre Geburt selbst zu gestalten, führt zu unnötigen Eingriffen und Komplikationen.
Die humane Geburtshilfe tritt dieser Einstellung mit folgenden Grundsätzen entgegen:
1. Schwangerschaft, Geburt, Mutter-Kind-Kontakt und Stillen sind eine Einheit.
2. Die Steuerungsmechanismen des Körpers sind so gut und sensibel, daß sie durch nichts ersetzt werden können. Das bedeutet, daß man in den Organismus nur eingreift, wenn eine Störung = Krankheit auftritt.
3. Die Geburtsvorbereitung nimmt eine wichtige Stellung im Rahmen der humanen Geburtshilfe ein.
4. Das Ziel ist eine Geburt, die eine möglichst geringe körperliche und seelische Beeinträchtigung für Mutter und Kind darstellt (Bewegungsfreiheit, Wahl der Geburtsposition).
5. Intensivbetreuung sollte Intensivüberwachung ersetzen. Zum frühzeitigen Erkennen von Risiken werden in erster Linie Menschen und nicht Apparate eingesetzt. Eine partnerschaftliche Medizin, in der Hebamme und Arzt nicht bevormunden, sollte zur Selbstverständlichkeit werden.
6. Eingriffe, die aufgrund von Störungen und Risiken notwendig sind,

werden im Interesse der Sicherheit von Mutter und Kind durchgeführt und widersprechen in keiner Weise den Zielsetzungen einer humanen Geburtshilfe (z. B. geburtshilfliche Operationen, Medikamente).

7. Das Umfeld der Geburt soll den psychischen Bedürfnissen von Mutter und Kind soweit wie möglich Rechnung tragen (Geborgenheit, Ruhe, Vertrauen, schöne Umgebung, sanftes Licht).

8. Der Partner oder eine andere Bezugsperson sollte anwesend sein, aber nicht zur Anwesenheit gezwungen werden.

9. Ungestörter Eltern-Kind-Kontakt nach der Geburt muß möglich sein. In den ersten Stunden nach der Geburt findet die Prägung, das sogenannte Bonding, statt.

10. Die Förderung einer guten Stillbeziehung ist wichtig. Die erste Brustfütterung sollte schon im Geburtsraum stattfinden.

Wir hoffen, mit »Kinder kriegen« einen Impuls zur weiteren Verbreitung dieser Grundsätze zu geben.

Wien, im Mai 1986
Die Autorin / Die Autoren

B. Die Schwangerschaft

1. Die Entwicklung des Babies von der Befruchtung bis zur Geburt

Nach dem Eisprung beginnt das Ei durch den Eileiter *(Tube)* zur Gebärmutter *(Uterus)* zu wandern. Der Weg dauert 3–4 Tage. Eine Befruchtung ist jedoch nur in den ersten sechs bis acht Stunden möglich.

Wenn in dieser Zeit eine Samenzelle das Ei trifft, kann es befruchtet werden. Es teilt sich in den ersten Tagen schon mehrere Male. Nach weiteren Zellteilungen in den nächsten 6–5 Tagen nistet sich das mittlerweile zu einem Zellhaufen entwickelte Ei in der Gebärmutterschleimhaut ein *(Nidation)*. Aus dem Zellhaufen entstehen der Embryo, der Mutterkuchen und, als Verbindung zwischen den beiden, die Nabelschnur. Der Embryo und die Nabelschnur schwimmen, von den Eihäuten umgeben, im Fruchtwasser.

Ab der dritten Woche beginnen sich die einzelnen Organe zu entwikkeln. Bis zur 16. Woche ist das Baby »fertig«.

Ab nun muß es nur noch reifen und wachsen.

Das durchschnittliche Längen- und Gewichtswachstum [1,2] des Ungeborenen:

Woche	Länge	Gewicht
4	4 mm	0,4 g
8	3 cm	2 g
12	11,5 cm	19 g
16	15 cm	120 g
20	23 cm	300 g
24	30 cm	640 g
28	35 cm	1230 g
32	40 cm	1700 g
36	45 cm	2300 g
40	50 cm	3250 g

Der Mutterkuchen (Plazenta)

Unmittelbar nach der Einnistung des befruchteten Eis beginnt sich der Mutterkuchen zu entwickeln. Er erfüllt für das Kind folgende wichtige Funktionen:

- Lunge. Der Mutterkuchen, der wie jedes andere Organ im Körper durchblutet ist, hat die Fähigkeit, über die Nabelschnur Sauerstoff aus dem mütterlichen Blut auf das kindliche übertreten zu lassen.
- Magen. Alle Nährstoffe, Flüssigkeit, Vitamine und Spurenelemente werden ebenfalls über das Blut der Mutter dem Kind zugeführt.
- Niere und Darm. Stoffwechselprodukte, die Erwachsene mit dem Stuhl oder dem Harn ausscheiden, werden während der Schwangerschaft über den Mutterkuchen abgegeben.
- Daneben werden im Mutterkuchen noch verschiedene Hormone gebildet, die zum Teil noch kaum erforscht sind. Einige dienen der Erhaltung der Schwangerschaft und der Vorbereitung des Körpers auf die Geburt.

Bis zur Geburt des Kindes erreicht der Mutterkuchen ein Gewicht zwischen 400 und 600 Gramm, bzw. etwa ein Sechstel des Gewichts des Neugeborenen[3].

Die Nabelschnur

über die Nabelschnur (etwa 50 cm lang) fließt das kindliche Blut zwischen Mutterkuchen und Kind. Alle im Mutterkuchen aufgenommenen Stoffe werden darin zum und alle Abfallprodukte vom Kind transportiert.

Das Fruchtwasser

In der Gebärmutterhöhle schwimmt das Baby von Fruchtwasser umhüllt. Dieses schützt das Kind vor Verletzungen, sichert ihm gleichmäßige Temperatur und schafft ihm den Bewegungsraum, den es für sein Wachstum braucht.

1.1. Die psychologische Situation des Kindes während der Schwangerschaft und bei der Geburt

Die herkömmliche Schulmedizin reduziert bei ihren Maßnahmen zur Schwangerenbetreuung und während der Geburt das Kind auf ein Bündel von verschiedenen Körperfunktionen und spricht ihm jedes Seelenleben ab.

Es ist jedoch sehr wahrscheinlich, daß ein Kind im Mutterleib fühlt und die Art, wie es geboren wird, von Bedeutung ist.

Durch die medizinische Technologie der letzten Jahre wurde die Beobachtung möglich, daß bereits der Fötus ein hörendes, sehendes und fühlendes Wesen ist[4].

Schon in der 16. Woche sind die wichtigsten Reflexe ausgebildet. Der neuseeländische Psychiater Albert Liley konnte beobachten, daß Kinder sofort zu saugen beginnen, wenn man ihre Lippen streichelt und bei der Berührung der Augenlider die Stirne runzeln. Liley war es auch, der herausfand, daß der Fötus über einen ausgebildeten Geschmackssinn verfügt. Wenn man sein normalerweise fades Fruchtwasser mit Saccharin versetzt, verdoppeln sich die Schluckbewegungen. Gibt man ein faulig schmeckendes jodähnliches Öl dazu *(Lipidol)*, sinkt ihre Zahl, und das Kind verzieht das Gesicht[5].

Das Sehvermögen ist zu dieser Zeit so weit entwickelt, daß es hell und dunkel unterscheiden kann. Dr. Michael Smythe vom Londoner University College registrierte starke Schwankungen der kindlichen Herztöne, als er ein Blinklicht direkt auf den Bauch von Schwangeren richtete[6].

Ab der 24. Woche dreht sich der Embryo von einer störenden Schallquelle weg und reagiert unterschiedlich auf laute und leise Musik. Die Erinnerung an den mütterlichen Herzschlag ist wahrscheinlich der Grund, warum unruhige Säuglinge in Kinderzimmern von Krankenhäusern oft beruhigt werden, indem man ihnen Tonbänder mit menschlichen Herztönen vorspielt[7].

Das Bewußtsein des Ungeborenen entwickelt sich zwischen der 28. und 32. Woche. Der amerikanische Gehirnforscher Dominick Purpura weist nach, daß zu diesem Zeitpunkt das Nervensystem bereits wie bei einem Neugeborenen entwickelt ist[8].

Das Gedächtnis des Kindes entwickelt sich im letzten Schwangerschaftsdrittel, wann genau ist allerdings schwer zu sagen. Manche Forscher behaupten, daß es sich vom sechsten Monat an erinnern kann, andere erst ab dem achten[9]. Es scheint jedoch, daß sich das Kind an seine Geburt erinnern kann, obwohl unter hormonellem Einfluß die bewußte Erinnerung gelöscht wird[10].

Der amerikanische Arzt David B. Cheek versetzte Patienten, die er in seiner früheren Tätigkeit als Geburtshelfer entbunden hatte, in Hypnose und bat sie, eine genaue Beschreibung ihrer Lage bei der Geburt zu geben. An Hand der Krankengeschichte konnte Cheek nachweisen, daß alle Erinnerungen mit der tatsächlichen Geburtslage übereinstimmten[11].

2. Frühschwangerschaft: die ersten drei Monate (1.–12. Woche)

Jede Schwangerschaft ist mit großen körperlichen und seelischen Veränderungen verbunden.

2.1. Was geschieht im Körper?

Die Eierstöcke und im späteren Verlauf die Plazenta produzieren Hormone. Diese Hormone beeinflussen den ganzen Körper, der sich sofort nach der Befruchtung auf Schwangerschaft und Geburt einzustellen beginnt: die Durchblutung wird besser, die inneren Organe leistungsfähiger.

Sichtbare Veränderungen:

– Die Monatsblutung bleibt aus. In manchen Fällen kommt es zum Zeitpunkt der Regel noch einige Monate lang zu leichten Blutungen.
– Der Körper speichert mehr Wasser, die Haut wird prall, und die Brüste schwellen an.
– Der Säure-Basen-Haushalt der Scheide verändert sich. Das kann verstärkt zu Ausfluß führen. Die Infektionsgefahr (Scheidenpilze) ist größer.
– Manchmal kommt es auch zu Zahnfleischbluten, Karies und Verdauungsbeschwerden.
– Die Hauptpigmentierung kann sich ändern. Manchmal treten braune Flecken auf.
– Viele Frauen sind durch die Umstellung des Körpers oft müde, andere

leiden an Übelkeit, die vornehmlich am Morgen auftritt. Sie muß aber keine zwangsläufige Begleiterscheinung einer Schwangerschaft sein. Behandlung: siehe Kapitel B. 8., Seite 59

2.2. Untersuchungen

Bei der ersten Untersuchung wird durch Abtasten die Größe der Gebärmutter und damit das Stadium der Schwangerschaft bestimmt. Wenn der Befund unklar ist, wird eine Ultraschallkontrolle gemacht. Eine genaue Krankengeschichte der werdenen Mutter und ihrer Familie wird aufgenommen. Eine gynäkologische Untersuchung (Kontrolle der Eileiter und Eierstöcke), ein Krebsabstrich und eine Beurteilung des Scheidensekrets unter dem Mikroskop gehören zu den Pflichtuntersuchungen des Mutterpasses (In Österreich Mutter-Kind-Paß). Zur Bestimmung der Größe des mütterlichen Beckens wird vor allem der äußere Durchmesser vom Oberrand der Schambeinmitte bis zum Ende der Lendenwirbelsäule *(conjugata externa)* gemessen. Diese Distanz muß mindestens 20 cm betragen, damit eine Geburt durch die Scheide möglich ist (siehe Kapitel C. 8.4., Seite 125). Eine Überweisung ins Labor bringt Klarheit über Blutgruppe, Rhesusfaktor und Blutbild. Zusätzlich werden Untersuchungen des Blutserums durchgeführt, ob Antikörper gegen Röteln und Hinweise auf Syphilis vorhanden sind. Bei Verdacht auf Syphilis müssen weitere Tests gemacht werden. Ein positiver Befund bedeutet noch keine Erkrankung. In Österreich gibt es außerdem eine Pflichtuntersuchung auf Toxoplasmoseantikörper (siehe dazu auch Kapitel B.6., Seite 39).
Zur Untersuchung des allgemeinen Gesundheitszustandes wird ein Internist oder ein praktischer Arzt zugezogen.

2.3. Die seelische Situation

Meistens treten starke Gefühlsschwankungen auf. Frauen, die ungeplant schwanger werden, müssen sich damit auseinandersetzen, ob sie das Kind haben wollen. Aber selbst wenn die Schwangerschaft akzeptiert wird oder ein lang gehegter Kinderwunsch in Erfüllung geht, kommt es manchmal zu Konflikten:

- Die neue Situation mit dem Partner, die Sorge, ob er die Verantwortung für dieses Kind mit allen Konsequenzen mitübernehmen wird.
- Das Wissen, daß es kein Zurück mehr gibt.
- Das Gefühl des Ausgeliefertseins.
- Die eigene Sexualität wird öffentlich. Jeder kann sehen, daß man »es« tut.
- Der Rollenwechsel von der Frau zur Mutter (den vor allem die Umgebung vollzieht).
- Die Reaktion der Umwelt. Wie werden sich Eltern, Freunde, Nachbarn und Arbeitskollegen verhalten?
- Sorge um die berufliche Zukunft, Angst vor der Zurücksetzung.
- Finanzielle Probleme (Wohnungsgröße, usw).

Die Frau ohne Partner ist von vielen dieser Konflikte besonders betroffen.

Frauen, die ganz bewußt ein Kind allein bekommen und aufziehen möchten, haben oft Schwierigkeiten, Ängste und Sorgen auszudrücken, weil sie »es ja so wollten«.

Für alle Schwangeren, die allein sind, ist seelische Unterstützung besonders notwendig. Wenn es keine Freunde gibt, ist es hilfreich, Frauen in einer ähnlichen Situation zu finden (siehe Kapitel B.12., Seite 86 und E., Seite 179).

Ratschläge:

- Wenn Sie keine Probleme haben, genießen Sie Ihre Schwangerschaft unbeschwert.
- Wenn es Ihnen nicht gut geht, reden Sie darüber, und lassen Sie sich nicht durch das Klischee der »glücklichen Schwangeren« davon abhalten.
- Versuchen Sie, mit Ihrem Partner auch über seine Ängste und Sorgen zu reden.

2.4. Was darf ich tun?

Wenn Sie Ihr Kind in den ersten drei Monaten der Schwangerschaft verlieren, dürfen Sie davon ausgehen, daß es nicht gesund war[12]. Erlaubt ist
in dieser Phase alles, woran Sie gewöhnt sind, was Spaß macht und Ihnen gut tut (siehe Kapitel B.7., Seite 47). Das gilt für alle Bereiche des
Lebens. Einschränken müssen Sie sich nur dann, wenn Ihr Körper sich
wehrt. Achten Sie auf Anzeichen wie Unlust, Erschöpfung, Ziehen im
Unterbauch oder im Rücken. Schonen Sie sich eine Zeitlang, versuchen
Sie sich zu entspannen und überdenken Sie ihre Situation. Wenn Sie
berufstätig sind, lassen Sie sich krank schreiben. Wenn Ihre familiäre
Situation keine Ruhepause erlaubt, suchen Sie Hilfe. Vielleicht kann Ihr
Partner, Verwandte oder Freunde einige Ihrer Pflichten übernehmen.
Wenn das nicht möglich ist, reduzieren Sie Ihre Ansprüche auf einen
gepflegten Haushalt. Machen Sie eine Liste aller täglichen Pflichten und
überlegen Sie, ob Sie nicht einige streichen oder vereinfachen können.

2.5. Ernährung

Eine erhöhte Kalorienzufuhr ist in den ersten drei Monaten nicht notwendig. Es genügt, sich ausgewogen und gesund zu ernähren. Naturbe-
lassene Nahrungsmittel, Vollkornprodukte, frisches Obst und Gemüse,
Milch und Milchprodukte, Joghurt, Käse, Quark bzw. Topfen, wenig
mageres Fleisch und Fisch gehören auf den Speisezettel. Nach der Reak-
torkatastrophe von Tschernobyl sind diese Empfehlungen in der nächsten Zeit nur teilweise anwendbar. Milch, Milchprodukte und bodennah
wachsende, unschälbare Gemüse- und Obstsorten sollten schwangere
und auch stillende Frauen meiden, bis diese Erzeugnisse wieder eine
geringere radioaktive Belastung aufweisen. Auskunft kann man bei den
Gesundheitsbehörden erhalten. Das Kalzium der Milch kann durch
Mandeln und Feigen ersetzt werden. Geben Sie sich nicht mit der Erklärung zufrieden, daß die Strahlenbelastung unbedenklich ist. Fragen Sie
nach der radioaktiven Belastung vor Tschernobyl und jetzt.
Die »sonderbaren Gelüste«, die in der Schwangerschaft manchmal auftreten, sind oft nichts anderes als eine Eigenregulierung des Körpers:

Was ihm fehlt, verlangt er. Salz ist in der Schwangerschaft nicht grundsätzlich ungesund. Bei erhöhter Salzzufuhr kann es jedoch zu »Salzvergiftung« und dadurch zu Bluthochdruck kommen. Ob man normal oder zuviel salzt, kann man leicht durch Beobachtung der Eßgewohnheiten feststellen. Wer bei Mahlzeiten außer Haus als erstes zum Salz greift, verwendet wahrscheinlich zuviel.

Kaffee und Alkohol sind keine Nahrungsmittel, sondern Genußmittel. Man sollte den Konsum wenn möglich einschränken. Alkohol in größeren Mengen genossen, kann zu Aborten, Frühgeburten und kindlichen Mißbildungen führen[13] (siehe Kapitel B.7.4., Seite 53).

2.6. Zahnpflege und Kariesvorbeugung

Vernünftige Ernährung, gründliche Zahnpflege und regelmäßige Kontrollen beim Zahnarzt sind die beste Vorbeugung gegen Karies und Zahnbetterkrankungen. Dies ist besonders während der Schwangerschaft von großer Bedeutung, wenn vermehrte Empfindlichkeit und Bluten des Zahnfleisches die Zahn- und Mundpflege erschweren. Karies ist keine Fluormangelkrankheit. Während viele Untersuchungen belegen, daß bei Kleinkindern die Karieshäufigkeit durch Fluoride gesenkt werden kann[14], ist die Gabe von Fluor bei Erwachsenen wenig sinnvoll[15]. Fluor wird nur während der Schmelzbildung im Kindesalter in den Zahn eingebaut. Die Einnahme von Fluortabletten während der Schwangerschaft ist daher nicht zu empfehlen. Über eventuelle Nebenwirkungen fehlen bis heute stichhaltige Untersuchungen.

2.7. Die Fehlgeburt in der Frühschwangerschaft

Die drohende Fehlgeburt *(Abortus imminens)* kündigt sich durch Ziehen im Unterleib und Schmierblutungen an. Eine Fehlgeburt in den ersten drei Monaten bedeutet sehr oft, daß mit dem Kind etwas nicht in Ordnung war (Erbgutschäden, Mißbildungen). Es besteht in den meisten Fällen keine Wiederholungsgefahr. Nur die wenigsten Aborte sind auf mütterlichen Hormonmangel zurückzuführen. Die Behandlung der drohenden Fehlgeburt in der Frühschwangerschaft mit Hormonen ist umstritten. Die Erfolge mit und ohne Hormontherapie waren in vielen Untersuchungen gleich[16]. Zusätzlich gibt es Hinweise auf mögliche Mißbildungen des Kindes[17]. Manchmal kann ein Abortus durch Bettruhe verhindert werden.

Es gibt widersprüchliche Untersuchungen darüber, ob die Fehlgeburt in der Frühschwangerschaft auch psychische Ursachen haben kann.

Wenn eine Fehlgeburt nicht verhindert werden kann, kommt es zu starken Blutungen und Bauchkrämpfen. In vielen Fällen muß eine Gebärmutterausschabung *(Curettage)* gemacht werden.

Eine Fehlgeburt ist für die Frau fast immer ein schmerzliches Erlebnis. Der Körper und die Seele sind auf die Schwangerschaft eingestellt. Traurigkeit und Enttäuschung, aber auch Schuldgefühle und die Angst, »versagt« zu haben, kommen zu den körperlichen Veränderungen. Der Hormonhaushalt muß sich wieder umstellen, das Spannungsgefühl schwindet und die Brüste werden kleiner.

Durch eine Fehlgeburt gibt es oft Probleme in der Partnerschaft. Der Mann ist verunsichert und fragt sich, ob mit seinem Samen etwas nicht stimmt. Manchmal kommt es auch zu Vorwürfen, daß einer »richtigen Frau so etwas nicht passiert«. Der Streß, ein »Ersatzkind zeugen zu müssen«, und die Angst vor einem neuerlichen Abort, verursachen zusätzlich sexuelle Probleme. Die Betroffenen sollten miteinander oder mit einem vertrauten Menschen über Ihren Verlust sprechen und sich nicht dazu zwingen, so zu tun, als wäre nichts geschehen. Gelingt es nicht, sich auszusprechen, so kann unter Umständen der gemeinsame Besuch eines Psychotherapeuten sinnvoll sein.

Geschlechtsverkehr ist nach einer Fehlgeburt, sobald man Lust dazu hat, wieder möglich. Medizinisch gesehen kann die Frau nach Normalisierung ihrer Regel wieder versuchen, schwanger zu werden. Wenn das verlorene Kind in Gedanken schon sehr real war und als Verlust eines Menschen empfunden wird, dann ist es besser, mit einer neuen Schwangerschaft zu warten. Das neue Kind sollte seinen eigenen Platz in der Familie bekommen und nicht Ersatz sein.

3. Zweites Schwangerschaftsdrittel (13.–26. Woche)

Die meisten Frauen haben sich jetzt an ihre Schwangerschaft gewöhnt. Diese Zeit ist fast immer eine Phase der inneren Ruhe und Stabilität. Die Umstellung der ersten Monate ist vorbei, die Geburt noch weit weg, die körperlichen Beschwerden halten sich in Grenzen.

3.1. Was geschieht im Körper?

Zwischen der 16. und 20. Woche sind die ersten Kindesbewegungen spürbar.

Die Übelkeit am Morgen ist verschwunden, der Körper wird zusehends runder. Ob man drei oder fünf Kilo zugenommen hat, ist nicht wichtig. Solange man sich wohlfühlt und die Gewichtszunahme nicht krankhaft ist (siehe Kapitel B. 7.5., Seite 55), braucht man sich durch Gewichtstabellen nicht erschrecken zu lassen.

Ein leichtes Anschwellen der Hände, der Unterschenkel und Füße durch die vermehrte Wassereinlagerung ist normal.

Der Rückfluß von Magensäure in die Speiseröhre (der Muskel zum Mageneingang ist während der Schwangerschaft manchmal offen) führt mitunter zu Sodbrennen.

Wahrscheinlich arbeitet die Verdauung durch den veränderten Hormonspiegel langsamer. Dadurch kommt es häufig zu Verstopfung.

Krampfadern entstehen durch Gefäßschwäche und den Rückstau von Blut in den Venen, der durch den Druck der schweren Gebärmutter auf die Blutgefäße im Becken verursacht wird. Die Neigung dazu ist erblich.

Besonders häufig treten Hämorrhoiden auf. Hämorrhoiden sind Krampfadern im After. Sie bilden sich meistens nach der Schwangerschaft zurück.
Maßnahmen zur Behandlung von Schwangerschaftsbeschwerden siehe Kapitel B. 8., Seite 60 und 61.

3.2. Untersuchungen

Idealerweise sollte die Schwangere jetzt alle vier bis sechs Wochen zu einer Kontrolle gehen. Bei diesen Untersuchungen wird der Harn auf Eiweiß und Zucker getestet, der Blutdruck gemessen und das Gewicht kontrolliert. Zusätzlich mißt der Arzt die Größe der Gebärmutter von außen. Es ist sinnvoll, daß der Fundusstand (Fundus = höchster Punkt) der Gebärmutter in Zentimetern erhoben wird. Die übliche Messung mit der Fingerbreite ist nach einer neuen Studie der Europäischen Gemeinschaft ungenau [18]. Die Kontrolle der kindlichen Herztöne und eine vaginale Untersuchung (durch die Scheide) gehören ebenso zum Arztbesuch wie die Beurteilung von Ödemen und Krampfadern (siehe auch Kapitel B. 6., Seite 39).

3.3. Die seelische Situation

Viele Frauen fühlen sich jetzt besonders wohl. Andere haben Probleme, Ihre Üppigkeit zu akzeptieren. Das übliche Schönheitsideal und die Einstellung des Partners dazu spielen eine große Rolle (siehe Kapitel B. 5., Seite 36). Schwangere, die einen anstrengenden Beruf oder Kinder haben, leiden manchmal unter ihrer zunehmenden Unbeweglichkeit.
Die Sorgen und Ängste betreffen in dieser Zeit meistens das Kind. Gedanken, ob es gesund sein wird und Bedenken, daß man ihm schaden könnte, sind jetzt häufiger.

3.4. Was darf ich tun?

Auch jetzt können Sie immer noch alles tun, was Ihnen Spaß macht. Beobachten Sie Ihren Körper. Er sendet immer rechtzeitig Signale, wenn etwas nicht stimmt. Reisen in Länder, aus denen Sie vielleicht nicht leicht zurückkommen können, sollten Sie jetzt allerdings vermeiden. Das gleiche gilt für sportliche Unternehmungen, die nicht sofort an dem Punkt abgebrochen werden können, wo es Ihnen zuviel wird (Bergtour, Segeln usw.).
Der ärztliche Rat, alle Sportarten außer Schwimmen zu vermeiden, ist nicht immer richtig. Sie können jede Sportart ausüben, an die Sie gewöhnt sind. Selbst bei einem Unfall passiert dem Kind erfahrungsgemäß nichts. Die Fruchtwasserhülle in der Gebärmutter schützt es besser vor Schäden als alle Verbote. Trotzdem ist es ratsam, Sportarten mit einem hohen Unfall- und Verletzungsrisiko zu vermeiden.

3.5. Ernährung

Die Ernährung unterscheidet sich wenig von den ersten drei Monaten. Vielleicht werden etwas mehr Kalorien benötigt. Das alte Märchen von der doppelten Menge, weil das Kind mitißt, führt nur zu Übergewicht. Ausreichende Flüssigkeitszufuhr ist jedoch wichtig. Gegen Darmträgheit hilft besonders ballastreiche Kost, gegen Sodbrennen sparsam gewürzte Speisen und die Vermeidung von Kaffee und Alkohol (siehe Kapitel B.7.4., Seite 53).

4. Letztes Schwangerschaftsdrittel (27.–40. Woche)

Der letzte Teil der Schwangerschaft wird von Frauen ganz unterschiedlich erlebt. Manche werden schon ungeduldig, leiden unter ihrer Unbeweglichkeit und können die Geburt kaum erwarten. Andere fühlen sich wohl und genießen es, Vorbereitungen für die Ankunft ihres Kindes zu treffen. Frauen, die berufstätig sind, genießen die letzten Wochen der Arbeitsfreistellung. Wenn ein anderes kleines Kind da ist, kann die Betreuung schwierig werden. Bücken, Spielen, Tragen und »Immer-da-Sein« sind manchmal eine Belastung.

4.1. Was geschieht im Körper?

In dieser Zeit wächst das Baby besonders stark. Es verliert seine Bewegungsfreiheit und macht sich nur noch durch Tritte und Stöße mit Armen und Beinen bemerkbar. Am Anfang der 27. Woche wiegt es im Durchschnitt 960 Gramm und nimmt bis zur Geburt im Durchschnitt noch mehr als zwei Kilo zu (siehe Kapitel B.1., Seite 19). Die rasche Gewichtszunahme bedeutet eine große Belastung für den Organismus der Mutter. Wenn eine Frau sich schlecht ernährt, kann es zu Mangelerscheinungen wie Blutarmut, Vitamin- und Kalziummangel kommen. Das Kind nimmt sich alles, was es braucht. Durch sein Gewicht wird die Wirbelsäule der Mutter stark belastet, und es können Rückenschmerzen entstehen. Der Blutstrom in den Beckenvenen wird noch mehr behindert, wodurch die Neigung zu Krampfadern, Hämorrhoiden, Schwellungen und Schweregefühl der Beine verstärkt wird.
Der Druck auf die Blase erzeugt häufigeren Harndrang. Es ist normal,

in der Nacht ein- bis zweimal zu urinieren. Häufigeres Aufstehen kann eine nervöse Störung oder in seltenen Fällen den Beginn einer Schwangerschaftsvergiftung bedeuten (siehe Kapitel B.7.5., Seite 55).
Der Magen wird durch die Gebärmutter nach oben gedrückt und kann nur noch kleinere Nahrungsmengen aufnehmen. Durch hormonelle Einflüsse wird der Darm träge, und es kommt häufig zu Verstopfung. Selbsthilfemaßnahmen: siehe Kapitel B.8.7., Seite 63.
Die Gelenksknorpel und die Haut sind jetzt dehnbar und weich – bereit für die Geburt.

4.2. Untersuchungen

Bis zur 37. Woche genügt es, einmal im Monat zur Untersuchung zu gehen. Danach sollte der Abstand auf zehn Tage verkürzt werden.
Die Untersuchungen unterscheiden sich nicht vom zweiten Schwangerschaftsdrittel: Gewicht, Blutdruck, Eiweiß im Harn und der Zustand der Gebärmutter werden kontrolliert. Eine Kontrolle des Blutbildes ist im letzten Schwangerschaftsdrittel nötig, weil es besonders in dieser Zeit häufig zu Blutarmut kommt (siehe Kapitel B.6.1., Seite 39).
Eine Ultraschalluntersuchung zwischen der 32. und 34. Woche ist nur unter bestimmten Bedingungen, z. B. bei einer Hausgeburt, nützlich. In diesem Stadium können eine Plazentainsuffizienz, ein vorliegender Mutterkuchen und eine Beckenend- oder Querlage erkannt werden (über Sinn und Stellenwert der Untersuchung siehe Kapitel B.6.2., Seite 42).

4.3. Die seelische Situation

Die meisten Schwangeren beginnen, sich jetzt intensiv mit der Geburt ihres Kindes und der Zeit danach zu beschäftigen. Häufig sind Ängste vor
– den Schmerzen
– dem Kontrollverlust, sich vor fremden Menschen gehen zu lassen

- dem Versagen
- Komplikationen
- dem Krankenhaus, seiner sterilen Atmosphäre und Hektik
- dem Dammschnitt (der damit verbundenen Narbenbildung im Genitalbereich)
- Krankheit oder Mißbildung des Kindes
- dem Verlust der Attraktivität nach der Geburt. Wie wird sich der Körper erholen?
- der Mutterrolle und den damit verbundenen Klischees

Ist vor der Geburt noch ein Wohnungs- oder Wohnortswechsel notwendig, so können Ängste, die durch Einsamkeit und Isolierung entstehen, verstärkt werden.

Ratschläge:

- Besuchen Sie eine Geburtsvorbereitungsgruppe, oder reden Sie in privatem Rahmen mit anderen Schwangeren.
- Sprechen Sie Ihre Ängste aus. Viele davon verlieren dadurch ihren Schrecken.
- Sprechen Sie mit Ihrem Partner über seine Erwartungen bei der Geburt.
- Überlegen Sie sich, ob er Sie daran hindern könnte, Ihren Schmerzen und Gefühlen bei der Geburt Ausdruck zu geben. Sprechen Sie mit ihm darüber.
- Wenn Sie keinen Partner haben, überlegen Sie sich, ob es jemanden gibt, den Sie gerne bei der Geburt dabei haben möchten.

4.4. Was darf ich tun?

Es ist nach wie vor alles erlaubt, womit Sie sich wohl fühlen. Durch die Behäbigkeit des Körpers sind den körperlichen Aktivitäten ohnehin Grenzen gesetzt. Beachten Sie Signale der Erschöpfung und Überforderung. Es ist ein großer Unterschied, ob Ihr Kind einige Wochen zu früh oder zum Termin zur Welt kommt (siehe Kapitel B. 11., Seite 79).

4.5. Ernährung

Die Ernährung unterscheidet sich nicht vom ersten und zweiten Schwangerschaftsdrittel. Möglicherweise müssen Sie jetzt auf Grund des verkleinerten Magens häufiger kleinere Mahlzeiten zu sich nehmen. Auch jetzt gilt die Regel: leicht verdauliche, gesunde Speisen. Meiden sie fette und schwere Menüs. Kaffee, Alkohol und andere Genußmittel siehe Kapitel B. 7.4., Seite 53.

5. Sexualität in der Schwangerschaft

Sex kann in der Schwangerschaft besonders schön sein. Manche Frauen lernen jetzt erst ihren Körper kennen und akzeptieren. In den ersten drei Monaten sind die körperlichen Veränderungen kaum sichtbar. Die meisten Schwangeren werden nur etwas rundlicher und bekommen größere Brüste. Viele Männer finden jetzt ihre Partnerin besonders schön und anziehend. Manchmal läßt aber die Lust der Frau durch Müdigkeit und Übelkeit eine Zeitlang nach. Verständnis und Zärtlichkeit sind dann besonders wichtig. Die Angst, durch Leidenschaft eine Fehlgeburt auszulösen, ist vollkommen unbegründet.

Im zweiten Schwangerschaftsabschnitt fühlen sich die meisten Frauen besonders wohl und haben ein verstärktes Bedürfnis nach Sex. Die Scheide ist jetzt feuchter und besser durchblutet, der Körper produziert mehr Sexualhormone. Die unübersehbare Anwesenheit des Babys stört aber manche Paare bei der Liebe. Sie fühlen sich beobachtet, haben Angst, das Kind zu ersticken und sind durch den Bauch behindert.

Eine gesunde Schwangere braucht auch in dieser Phase keine Sorge vor einer Fehlgeburt oder der Schädigung ihres Kindes zu haben. Weder wird es erdrückt noch kann es beim Orgasmus durch mangelnde Sauerstoffzufuhr ersticken. Messungen haben ergeben, daß die kindlichen Herzschläge beim Orgasmus der Mutter etwas sinken, aber unmittelbar danach wieder normal sind[19].

Manche Frauen leiden jetzt darunter, daß ihr Partner sie wegen des Bauches weniger attraktiv findet. Es gibt aber auch Männer, die diese »Üppigkeit« besonders genießen. Auch die Reaktionen der Umwelt werden von manchen Schwangeren als Belastung empfunden. Die Einordnung in die Kategorie »Mutter«, mit welcher Sexualität oft nicht in Verbindung gebracht wird, beeinflussen das Selbstwertgefühl. Wie sehr eine werdende Mutter unter ihrer Unförmigkeit leidet, hängt von Ihrem

Selbstbild, aber auch von der Einstellung zur Schwangerschaft, der Beziehung zum Partner und den Lebensumständen ab (finanzielle Sorgen, schwierige Berufsituation usw.). Frauen, die ihre Körperveränderungen bejahen und sich selbst schön finden, werden oft auch von ihrer Umwelt besser akzeptiert. Aber auch das bewußte Wahrnehmen des Körpers, seine liebevolle Behandlung (entspannende Bäder, leichte Massagen oder sanftes Eincremen) sind wichtig für das Wohlbefinden.

In den Wochen vor der Geburt läßt die sexuelle Lust häufig nach. Manche Frauen finden den Körperkontakt mit ihrem Partner als Eindringen in die Intimität mit ihrem Kind. Viele Männer fühlen sich durch diese Intimität »verstoßen« und durch die Unbeweglichkeit der Partnerin gestört. Es wird immer schwieriger, bequeme Stellungen zu finden. All das ist aber gleichzeitig eine gute Möglichkeit, die sexuelle Beziehung neu zu überdenken und sich von eingefahrenen Verhaltensmustern zu trennen.

Viele Ärzte verbieten Frauen schon sechs Wochen vor der Geburt jeglichen Verkehr. Diese Vorsichtsmaßnahme ist nicht notwendig. Die letzte Phase der Zweisamkeit sollten werdende Eltern besonders genießen. Mehrere Studien – bei der größten wurden vom National Institute of Child Health and Human Development in Bethesda, Maryland 40 000 Schwangere untersucht – beweisen eindeutig, daß es keinen Zusammenhang zwischen Fruchtwasserinfektion, Frühgeburtenrate und Sexualverkehr im letzten Drittel der Schwangerschaft gibt.[20,21] Die Kontraktionen des Uterus können nur dann die Geburt einleiten, wenn der Geburtstermin ohnehin erreicht ist.

Wann sollte man Sex unterlassen?

– Bei Schmerzen im Unterleib
– Wenn die Gefahr einer Fehl- oder Frühgeburt besteht
– Wenn Blutungen auftreten
– Wenn die Fruchtblase gesprungen ist.

Ratschläge für die Schwangere:

– Versuchen Sie, Ihre körperlichen Veränderungen positiv zu betrachten.
– Sprechen Sie mit Ihrem Partner über seine Vorstellungen von Schönheit und Sexualität.

- Sagen Sie Ihrem Partner, was Ihnen gut tut.
- Wenn Sie kein Bedürfnis nach Sex haben, stehen Sie dazu.
- In der Schwangerschaft kann es Ihnen leichter fallen, sich in Ihrer sexuellen Beziehung »gehen zu lassen«. Wenn es gelingt, ist das auch bei der Geburt hilfreich, um Ihr Kind »loszulassen«.

Ratschläge für den Partner:

- Sprechen Sie mit Ihrer Partnerin über die Gefühle, die durch die körperlichen Veränderungen hervorgerufen werden.
- Entdecken Sie die Schönheit, die diese Veränderungen mit sich bringen können (schönere Haut, vollere Brüste usw.).
- Versuchen Sie besonders einfühlsam und zärtlich zu sein.
- Betrachten Sie die sexuelle Unlust Ihrer Partnerin nicht als persönliche Zurücksetzung und Mangel an Liebe.

6. Untersuchungen während der Schwangerschaft: ihre Bedeutung und Nutzen

6.1. Wie lese ich einen Laborbefund?

Befunde während der Schwangerschaft haben oft andere Normalwerte. Das heißt, daß die auf den Formularen häufig vorgedruckten Zahlen nicht unbedingt stimmen müssen. Abweichungen sind bei manchen Untersuchungen normal und kein Grund zur Beunruhigung.

Blutbild

Bei einer gesunden Schwangeren ist die Bestimmung der roten Blutkörperchen *(Erythrozyten)* und des Blutfarbstoffes *(Hämoglobin)* wichtig. Trotzdem werden fast immer Zusatzuntersuchungen gemacht, die vornehmlich dem besseren Verdienst des Labors dienen.

Erythrozyten (rote Blutkörperchen)
Normalwert: 3,6–5 Millionen (pro Mikroliter)[22]

Hämoglobin (Blutfarbstoff)
Normalwert: 11,5–15,4 g% (Gramm Prozent)[23,24]
Während der Schwangerschaft nimmt das Blutvolumen um 40 Prozent zu. Daher sinkt die Anzahl der roten Blutkörperchen und der Gehalt an Blutfarbstoff. Die Zahl der roten Blutkörperchen ist für die Diagnose »Blutarmut« wenig aussagekräftig. Wesentlicher ist die Beurteilung des Gehaltes an Blutfarbstoff. Die kritische Untergrenze liegt beim Hämoglobin zwischen 11 und 12 g%.
Sollte Ihr Blutbild Hinweise auf eine Blutarmut geben, so ist in 90 Prozent der Fälle Eisenmangel die Ursache[25]. Abklärung mit einer Zusatzuntersuchung ist sinnvoll.

Leukozyten (weiße Blutkörperchen)
Normalwert: 4000–10000/mm³
Ein Ansteigen der weißen Blutkörperchen während der Schwangerschaft ist normal. Bei der Geburt können die Leukozyten Werte bis 15000 erreichen[26]. Erhöhte Befunde innerhalb dieser Grenze sind ein Zeichen für eine funktionierende Infektionsabwehr.

Eisen im Blutserum

Normalwert: 80–100 Mikrogramm/100 ml
Während der Schwangerschaft ist der Eisengehalt des Blutserums eher an der Untergrenze der Norm. Die Aufnahme von Eisen aus der Nahrung im Darm ist bei Schwangeren drei Mal höher als bei Nichtschwangeren[27].

Blutkörperchensenkungsgeschwindigkeit (BSG), »Blutsenkung«

Normalwert: nach einer Stunde 3–13
           nach zwei Stunden 7–20
Ein Richtwert für die Schwangerschaft kann nicht angegeben werden. Die Senkung ist während der Schwangerschaft immer erhöht und ihre Bestimmung daher wenig sinnvoll[28].

Antikörperbestimmungen

Antikörper sind Abwehrstoffe im Blut, die gebildet werden, wenn der Körper mit einem Fremdstoff (z. B. Krankheitserreger, fremdes Blut usw.) in Kontakt kommt (siehe Kapitel B. 7.2., Seite 48–50).

Rötel-Antikörper
Ein sicherer Schutz gegen Röteln besteht ab einem Antikörpertiter von 1 : 32. Bei Verdacht auf eine frische Infektion muß eine besondere Untersuchung durchgeführt werden.

Toxoplasmose-Antikörper
Die häufigste Untersuchungsmethode ist der Indirekte Immuno Fluoreszenz Test (IIFT).
IIFT: negativ bedeutet, daß Sie diese Erkrankung noch nie gehabt haben. Kontrollen im Laufe der weiteren Schwangerschaft sind sinnvoll.

IIFT Werte von 1 : 16, 1 : 32, 1 : 64, 1 : 128, 1 : 256 sind ein Zeichen für eine frühere Infektion und bedeuten, daß keine Gefahr für eine neuerliche Erkrankung besteht.

Eine Kontrolle nach einigen Tagen ist zur Überprüfung des ersten Wertes sinnvoll.

Ein Anstieg der Werte zwischen zwei Untersuchungen um mehrere Stufen (z. B. von 1 : 16 auf 1 : 256) erfordert eine sofortige dritte Kontrolle. Ein geringerer Anstieg, gleichbleibende oder abfallende Werte bedeuten, daß für die bestehende und alle zukünftigen Schwangerschaften keine Gefahr mehr besteht. Eine Wiederholung ist nicht mehr notwendig.

IIFT 1 : 1056 stellt einen Grenzfall dar, der auch eine sofortige Kontrolle erfordert.

Werte von 1 : 4224 und mehr sind ein Zeichen für eine frische Anstekkung mit Toxoplasmose. Eine Behandlung ist sofort erforderlich[29].

Lues-Reaktion (Suchtest auf Syphilis)
Meistens werden zwei Untersuchungen durchgeführt. Sowohl der VDRL (Veneral Disease Research Laboratory) als auch der TPHA (Treponema Pallidum Hämagglutinations Test) können auch bei anderen Infektionskrankheiten reagieren. Ein positiver Wert bedeutet noch nicht, daß Sie an Lues erkrankt sind oder waren. Weitere Untersuchungen sind aber unbedingt nötig.
Wenn Sie gesund sind, steht im Befund »nicht reaktiv« oder abgekürzt »n. r.«. Sollte eine Infektion vorliegen, so ist eine sofortige Behandlung notwendig.

Rhesus-Antikörper
Bei den Routinekontrollen werden die Blutgruppe und der Rhesusfaktor bestimmt (falls Sie noch keinen Blutgruppenausweis besitzen, verlangen Sie jetzt, daß einer ausgestellt wird).
Bei einem negativen Rhesusfaktor wird gleichzeitig untersucht, ob Sie Rhesusantikörper im Blut haben. Wenn keine Antikörper gefunden werden, lautet der Befund: negativ. Das bedeutet, daß alles in Ordnung ist. Die Kontrolle wird üblicherweise zu Beginn, in der Mitte und gegen Ende der Schwangerschaft durchgeführt. Sind Rhesusantikörper vorhanden, so sind weitere Kontrollen (Ultraschall, Amniozentese) notwendig, um herauszufinden, wie sehr das Baby gefährdet ist. Nach der Geburt muß es sofort in kinderärztliche Betreuung.

Plazentahormonbestimmungen

Eine routinemäßige Untersuchung hat keinen Sinn. Sie wird nur durchgeführt, wenn der Verdacht auf Mangelentwicklung des Kindes besteht. Es gibt zwei Hormone, die bestimmt werden: das HPL (Human Placento Lactogen) und das E_3 (freies Östriol). Die Schwankungsbreite der Normalwerte ist sehr groß. Wenn die Hormone von der ersten zur zweiten Untersuchung abgesunken sind, ist eine weitere Kontrolle notwendig[30].

6.2. Der Ultraschall

Bei einer Ultraschalluntersuchung wird ein Schallkopf, in dem sich Sender und Empfänder befinden, auf den Bauch der Mutter aufgesetzt. Die Schwingungen, die das menschliche Gehör nicht wahrnehmen kann, werden von der Oberfläche des Kindes zurückgeworfen und elektronisch zu einem Bild verarbeitet.

Während in der Bundesrepublik Deutschland und in Österreich der Ultraschall unumstritten ist und in der Schwangerenvorsorge sogar noch verstärkt eingesetzt wird, warnen das »National Institute of Health« in den USA, das »Department of Health and Social Services« in England und die Gesundheitsbehörden in Norwegen, Schweden und Dänemark vor der routinemäßigen Anwendung des Ultraschalls in der Schwangerschaft. Die ungenügende Erforschung des Ultraschalls läßt eine generelle Empfehlung noch nicht ratsam erscheinen. Klinische Untersuchungen über mögliche schädigende Nebenwirkungen müssen erst durchgeführt werden, bevor sichere Aussagen getroffen werden können[31].

Die Weltgesundheitsorganisation hat sich dieser Meinung angeschlossen und drückt sich noch klarer aus: Jede Frau muß vor einer Ultraschalluntersuchung über Grund, möglichen Nutzen, die Risiken und, falls es welche gibt, über Alternativen informiert werden. Professor Marsden Wagner, Repräsentant der WHO für »Mother and Childcare« in Europa nennt drei Gründe für diese Empfehlung: »Ultraschall könnte gefährlich sein, er ist teuer, und die klinische Untersuchung ist ausreichend oder überlegen«[32].

Auch eine Forschungsgruppe der Europäischen Gemeinschaft zum

Thema Geburtshilfe kam nach einer Sammlung aller Daten von den Universitätskliniken ihrer Mitgliedsländer zum Schluß, daß der Nutzen von Ultraschall als Routineuntersuchung noch nicht ausreichend bewiesen ist[33].

Eine Untersuchung, die im *British Journal for Obstetrics and Gynecology* veröffentlicht wurde, verglich zwei Gruppen von Frauen. Die einen wurden regelmäßigen Ultraschalluntersuchungen unterzogen, bei den anderen nur wie üblich das Wachstum der Gebärmutter kontrolliert. Die Ergebnisse zeigten keine Vorteile der Ultraschalluntersuchung[34].

Solange es keine ausreichend gesicherte Forschung zum Verhältnis von Nutzen und Schaden des Ultraschalls gibt, ist nur in folgenden Fällen ein Ultraschall anzuraten:

- wenn der Termin der letzten Regel oder der Empfängnis nicht bekannt ist
- bei Blutungen und Schmerzen
- bei unklarem Tastbefund
- gegen Ende der Schwangerschaft, zwischen der 32. und 35. Woche bei Verdacht auf Lagewidrigkeiten des Kindes und des Mutterkuchens und Entwicklungsstörungen des Ungeborenen (nur in Verbindung mit einer Plazentahormonbestimmung)
- wenn es Anzeichen für Mehrlinge gibt
- wenn die Herztöne nicht zu hören sind
- wenn das Kind sich längere Zeit nicht bewegt
- bei Verdacht auf Mißbildungen
- vor der Durchführung einer Fruchtwasserpunktion durch die Bauchdecke (Amniozentese) zur Lagebestimmung des Kindes

Ratschläge:

- Wenn Ihr Arzt eine Ultraschalluntersuchung anordnet, sollten Sie eine genaue Begründung verlangen.
- Wenn die Geburt auf Grund eines Ultraschallbefundes eingeleitet werden soll, sollten Sie Zusatzuntersuchungen verlangen (Plazentahormontest, Oxytocinbelastungstest). Echte Übertragungen sind ganz selten (siehe Kapitel C. 11., Seite 135).
- Wenn der Verdacht auf eine Mißbildung besteht, lassen Sie sich zur genauen Abklärung an ein Zentrum für Mißbildungsdiagnostik überweisen, das es an den meisten Universitätsfrauenkliniken gibt.

6.3. Die Fruchtwasseruntersuchung (Amniozentese)

Die Fruchtwasserpunktion bietet die Möglichkeit, Erbgutschäden und Mißbildungen der Wirbelsäule (Neuralrohrdefekte) zu erkennen. Dieser Eingriff hat keinen Sinn, wenn eine Unterbrechung der Schwangerschaft bei einem Untersuchungsergebnis, das Schäden nachweist, nicht in Frage kommt.

Gründe für die Untersuchung des Fruchtwassers können sein:
- wenn die Mutter über 35 Jahre alt ist (85 Prozent aller Untersuchungen werden aus diesem Grund gemacht) [35] oder wenn beide Elternteile zusammen über 75 Jahre alt sind [36]
- wenn es in der Familie oder in der vorigen Schwangerschaft Erbgutschäden gab (z. B. Mongolismus)
- wenn es in einer vorangegangenen Schwangerschaft zu Mißbildungen des Kindes kam (Wasserkopf, Neuralrohrdefekt usw.).

Die Fruchtwasserpunktion ist ein Eingriff, der nur nach genauer medizinischer Begründung vorgenommen werden darf. In seltenen Fällen kommt es durch die Untersuchung zu einer Infektion des Fruchtwassers und dadurch bedingt zum Abort. Die Rate der Fehlgeburten, die durch Fruchtwasseruntersuchungen ausgelöst werden, liegt nach neueren Forschungen bei 0,5 Prozent [37]. Eine Amniozentese, die nur der Bestimmung des Geschlechts des Kindes dient, ist daher abzulehnen.

In jedem Fall sollte die Entscheidung nach einer ausführlichen Information von der Schwangeren getroffen werden.

Die Untersuchung:

Der günstigste Zeitpunkt für eine Fruchtwasserpunktion liegt zwischen der 16. und 18. Schwangerschaftswoche.

Mittels Ultraschall wird der Sitz der Plazenta und die Lage des Kindes festgestellt und unter örtlicher Betäubung eine hohle Nadel durch die Bauchdecke und die Gebärmutterwand gestochen. Aus dem abgesaugten Fruchtwasser (10–20 ml) werden Chromosomenkulturen gezüchtet und auf Abnormitäten überprüft. Gleichzeitig wird der Alpha-Fetoproteingehalt (AFP) des Fruchtwassers bestimmt. Wenn dieser Hormonspiegel erhöht ist, liegt der Verdacht einer Neuralrohrmißbildung vor.

6.4. Chorionzottenuntersuchung

Die Chorionzottenuntersuchung dient ebenfalls der Feststellung von Erbgutschäden. Chorionzotten sind ein Bestandteil des Mutterkuchens, die dasselbe Erbgutmuster *(Chromosomen)* wie das Kind haben. Bei dieser Methode werden Chorionzotten mit Hilfe eines dünnen biegsamen Kunststoffschlauches, der durch den Gebärmutterhals in die Gebärmutter eingeführt wird, abgesaugt. Aus diesen Zellen werden Kulturen gezüchtet, die Auskunft über Chromosomenstörungen (z. B. Mongolismus) geben.

Diese Methode hat sich noch nicht durchgesetzt, obwohl die Vorteile auf der Hand liegen: die Untersuchung erfolgt in der Frühschwangerschaft (bis spätestens zur 12. Woche), so daß bei krankhaftem Befund leicht ein Schwangerschaftsabbruch durchgeführt werden kann. Außerdem entfällt das Durchstechen der Bauchdecke.

6.5. Hormonuntersuchungen

Im Mutterkuchen *(Plazenta)* werden verschiedene Hormone gebildet, die zur Erhaltung der Schwangerschaft und zur Vorbereitung des Körpers auf die Geburt wichtig sind. Die Bestimmung zweier dieser Hormone (HPL, E_3) hat in den letzten Jahren immer größere Bedeutung gewonnen, um die Funktion des Mutterkuchens zu überprüfen. Diese Untersuchung ist nur in Kombination mit anderen (Ultraschall, CTG) aussagekräftig.

Kontrolliert wird entweder der Hormongehalt von Venenblut oder von 24-Stunden-Harn (Harn, der einen Tag lang gesammelt wurde). Die Überprüfung der Plazentahormone ist dann sinnvoll, wenn die Möglichkeit besteht, daß der Mutterkuchen nicht ausreichend funktioniert.

Das kann sein, wenn
– die Gebärmutter zu wenig wächst und eine Ultraschalluntersuchung zusätzlich einen Hinweis auf einen Wachstumsrückstand des Kindes gibt
– eine Schwangerschaftsvergiftung oder
– eine Übertragung besteht.

Die einmalige Bestimmung der Plazentahormone hat keinen diagnostischen Wert. Die Schwankungsbreite der Normalwerte ist zu groß, um daraus richtige Schlußfolgerungen ziehen zu können. Die Untersuchung muß mehrmals, am besten mindestens drei Mal erfolgen, um eine Verlaufskontrolle zu ermöglichen. Ein steter Anstieg zeigt eine gute Funktion des Mutterkuchens an. Bei Unklarheiten sind Zusatzuntersuchungen notwendig (Herzton-Wehen-Schreiber, Oxytocin-Belastungstest).

7. Gefahren in der Schwangerschaft

7.1. Legenden

Jede Schwangerschaft wird von zahlreichen Ratschlägen und Behauptungen begleitet, die von Generation zu Generation überliefert werden. Viele dieser Behauptungen sind harmlos, andere können aber auch die werdende Mutter verängstigen oder falsche Erwartungen zur Folge haben.

So können z. B. Prognosen, die das Geschlecht des Kindes bestimmen, für Frauen, die sich unbedingt eine Tochter oder einen Sohn wünschen, bei der Geburt zu großen Enttäuschungen führen:

- Schwangere, die ein schönes Gesicht bekommen, zart gebaut sind, einen spitzen Bauch und eine klare Haut haben, erwarten auf jeden Fall einen Sohn.
- Runder Bauch, kräftige Statur, ein fleckiges Gesicht und eine unreine Haut, bedeuten ein Mädchen.

Auffallend an diesen Voraussagungen ist, daß Mädchen auf jeden Fall ihre Mütter häßlich machen und dem »wertvolleren Sohn« die Schönheit zu verdanken ist.

Legenden, die ebenfalls jeder wissenschaftlichen Grundlage entbehren, aber Angst machen können:

- Wer sich streckt, verursacht eine Nabelschnurumschlingung beim Baby
- Ein heißes Bad kann zu einer Frühgeburt führen
- Wer einen Schock erlebt, bekommt ein mißgebildetes Kind
- Wer keinen Hüftgürtel (Mieder) trägt, bekommt einen Hängebauch (ein Hüftgürtel kann das Wachstum des Kindes behindern)
- Wer erschrickt, erleidet eine Frühgeburt

Eine der häufigsten Behauptungen, daß der Mond »die Kinder holt« und bei Vollmond wesentlich mehr Kinder zur Welt kommen, trifft für die in unserer Zivilisation lebenden Frauen nicht zu. Es gibt allerdings einen Zusammenhang zwischen Wetterumschwüngen und einem Ansteigen der Geburten.

7.2. Infektionen

Infektionen der Mutter, vor allem im ersten Drittel der Schwangerschaft, können zu schweren Schädigungen des Kindes führen.

Röteln

In der BRD und Österreich werden die meisten Mädchen im Kindesalter gegen diese Infektionskrankheit geimpft. Wer nicht geimpft worden ist und keine Antikörper gegen Röteln im Blut hat, sollte die Impfung vor einer geplanten Schwangerschaft nachholen. Nach einer Rötelimpfung muß drei Monate lang eine Schwangerschaft vermieden werden, weil sonst Schäden beim Kind auftreten können. Wer während der Schwangerschaft Kontakt mit jemandem hatte, der an Röteln erkrankt ist und nicht weiß, ob Infektionsgefahr besteht, sollte sofort im Labor den »Röteltiter« feststellen lassen. Wenn sich aus den Laborwerten kein Hinweis auf eine frühere Infektion (negativer Titer) ergibt, muß innerhalb von 5 Tagen nach dem Kontakt eine Injektion mit Rötel-Immunglobulin erfolgen. Wenn bereits ein Titeranstieg aufgrund der Infektion vorliegt, ist es zu spät.

Die Mißbildungs- und Schädigungsrate bei einer frischen Rötelinfektion ist extrem hoch: im ersten Monat 50–60 Prozent, im zweiten 25 Prozent und im dritten etwa 15 Prozent[38]. Wenn Sie in dieser Zeit Röteln bekommen, sollte ein Abbruch der Schwangerschaft in Erwägung gezogen werden.

Nach der 17. Schwangerschaftswoche kann es zwar immer noch bei fünf Prozent der Kinder zu einer Infektion im Mutterleib kommen, die dabei entstandenen Schäden sind nach neueren Forschungen jedoch gering. Es kann zu vorübergehenden Entwicklungsstörungen und Wachstumsverzögerungen nach der Geburt kommen[39].

Masern

Masern kommen in der Schwangerschaft ganz selten vor. 98 Prozent aller Frauen haben aus ihrer Kindheit Antikörper gegen Masern und sind daher immun[40].
Trotzdem sollte bei Kontakt mit einem an Masern Erkrankten während der Schwangerschaft im Labor geprüft werden, ob Immunität besteht. Sind keine Antikörper gegen Masern vorhanden, wird normales Immunglobulin injiziert. Bei den wenigen bisher untersuchten Fällen von frischen Masern in der Frühschwangerschaft wurden durch die Immunglobulintherapie gesunde Kinder ohne Anzeichen einer Infektion geboren[41].

Mumps

Mumpsinfektionen in der Schwangerschaft kommen fast so selten wie Masern vor. 95 Prozent der Schwangeren haben Antikörper aus ihrer Kindhcit[42]. Dennoch sollte man auch bei Mumpskontakt während der Schwangerschaft abklären, ob eine Immunität vorhanden ist. Die Immunglobulintherapie bei Mumps ist weniger sicher, weil Mumps oft längere Zeit ohne sichtbare Anzeichen verlaufen kann und daher der Kontaktzeitpunkt mit einem Erkrankten oft unklar ist. In den wenigen beobachteten Fällen von Mumpsinfektion in der Schwangerschaft wurden ebenfalls gesunde, nicht infizierte Kinder geboren[43].

Varizellen-Zoster (Feuchtblattern, Windpocken)

Die Infektion mit Varizellen ist ebenfalls sehr selten, da 95 Prozent aller erwachsenen Frauen gegen diese Krankheit immun sind. Sollte eine Schwangere Kontakt mit einer an Varizellen erkrankten Person haben, so muß unverzüglich untersucht werden, ob Immunität besteht, da in den ersten sechs Monaten der Schwangerschaft und in der Zeit von vier Tagen vor bis zwei Tage nach der Geburt große Gefahr für das Kind besteht. Sollte keine Immunität bestehen, ist eine Impfung mit Varizellen-Immunglobulin notwendig.

Zytomegalie

Ein relativ geringes Risiko bedeutet die Erkrankung an Zytomegalie, einem Virus. Es gibt Hinweise, daß etwa jedes tausendste Kind aufgrund dieser Viruserkrankung später an Hörschäden oder anderen Entwicklungsstörungen leidet[44].
Die Erkrankung bei der Mutter verläuft meistens ohne äußere Anzeichen und kann daher kaum behandelt werden.

Toxoplasmose

Toxoplasmose ist eine sehr seltene Infektionskrankheit, die vor allem durch den Genuß von rohem Fleisch übertragen wird. Toxoplasmen (Erreger der Toxoplasmose) werden auch durch Katzenkot übertragen. Diese Übertragungsart wurde jedoch lange Zeit überbewertet[45,46]. Eine Gefährdung des Kindes ist nur bei der Erstinfektion der Mutter gegeben[47]. Ein Infektion ist in den ersten vier Monaten der Schwangerschaft sehr unwahrscheinlich, da die Krankheitserreger bis zu diesem Zeitpunkt nicht über den Mutterkuchen zum Kind gelangen können[48,49]. Erst ab Schwangerschaftsmitte besteht eine erhöhte Gefahr[50,51].
Die Wahrscheinlichkeit, ein durch Toxoplasmose geschädigtes Kind zu bekommen, ist regional verschieden und schwankt zwischem einem auf tausend bis fünfunddreißigtausend Geburten. Groß angelegte Studien der jüngsten Zeit haben gezeigt, daß die Gefahr einer Kindesschädigung durch eine Toxoplasmoseinfektion weitaus geringer ist, als früher angenommen wurde[52].
Ob eine Infektion mit Toxoplasmose überhaupt möglich ist, wird durch Bestimmung des Antikörpertiters ermittelt (siehe Kapitel B. 6.1., Seite 40).

7.3. Wie schädlich sind ionisierende Strahlen (Röntgen, radioaktive Strahlen) während der Schwangerschaft?

Die Frage nach den Gefahren durch ionisierende Strahlen stellt sich vor allem für Frauen, die in den ersten Wochen nach der Empfängnis, als sie noch nicht wußten, daß sie schwanger sind, eine Röntgenuntersuchung hatten. Durch die radioaktive Verseuchung nach dem katastrophalen Reaktorunfall von Tschernobyl in der Ukraine bewegt diese Frage fast alle Schwangeren und Mütter von Kleinkindern.

Aber auch Schwangere, die auf Grund einer lebensbedrohlichen Erkrankung (oft nach Unfällen) geröntgt werden mußten, stehen vor der Entscheidung, ob nicht ein Abbruch der Schwangerschaft besser ist, als sich der Gefahr auszusetzen, ein mißgebildetes Kind zur Welt zu bringen.

Es gibt keine generelle Antwort. Die mögliche Schädigung des Kindes hängt vor allem vom Stadium der Schwangerschaft, der Art der Bestrahlung, der Höhe der Dosis, dem Alter und dem Gesundheitszustand der Mutter ab. Im Prinzip wirken alle ionisierenden Strahlen gleich.

Für die Zeit vom 1. bis zum 7. Tag nach der Empfängnis liegen für den Menschen keine Daten vor. Die Beobachtung an Säugetieren läßt sich jedoch möglicherweise auf den Menschen übertragen:

Ob der Embryo abstirbt, hängt vom Anteil der zerstörten Zellen ab. Überlebt er, so kann man davon ausgehen, daß das große Regenerations- bzw. Reparaturvermögen der Natur nach dem Prinzip »Alles-oder-Nichts« nur einen Embryo überleben läßt, der sich normal entwikkeln kann[53].

In der Zeit vom 7. bis zum 20. Tag nach der Empfängnis reagiert der Embryo auf Strahlen ebenfalls so empfindlich, daß das zum Absterben des Keimlings führen kann.

Vom ca. 14.–70. Tag (2.–10. Woche) der Schwangerschaft besteht die größte Gefahr für eine Schädigung des Kindes. Jetzt sind vor allem diejenigen Körperteile gefährdet, in denen sich Zellen rasch vermehren. In dieser Zeit können durch die Einwirkung von Röntgenstrahlen folgende Schäden beim Kind auftreten[54]:

- Abort oder frühkindlicher Tod
- Wachstumshemmung (geringe Körpergröße, Hirnschädigung, geistige Retardierung, Unterentwicklung bestimmter Organe)
- Mißbildung (Genitale, Skelett, Augen- und Ohrenschäden)
- funktionelle Störungen (verminderte Lernfähigkeit, Funktionsminderung von Organen)
- bösartige Neubildungen (Leukämie, Tumoren usw.).

Kindliche Schädigungen im späteren Verlauf der Schwangerschaft sind wesentlich seltener und treten vermutlich nur bei höherer Strahlendosis auf. Auch hier sind es vornehmlich Entwicklungsstörungen spezieller Organe.

Die oben genannten Schäden treten nur nach einer bestimmten Mindest-
dosis an Strahlenbelastung auf. Unter dieser Grenze kann man davon
ausgehen, daß der zunächst erzeugte Schaden vollständig repariert wird.
Für die Berechnung dieser Dosis ist vor allem die während der Untersuchung auftretende Strahlenbelastung der Gebärmutter ausschlaggebend
(ein Beckenröntgen ist viel belastender als ein Schädelröntgen).
Schädigungen sind bei einer Strahlenbelastung unter 0,1 Gy (Abkürzung
für Gray = 10 rd, Gray ist die Maßeinheit für die von einem Organ aufge-
nommene Strahlenmenge) unwahrscheinlich und auch im Dosisbereich
von 0,1–0,2 Gy relativ selten. Ab einer Strahlung von 0,2 Gy (= 20 rd) ist
eine Schädigung des kindlichen Organismus wahrscheinlich[55].
Die Strahlendosis, die imstande ist, Spätschäden wie Blutkrebs (Leukämie) und andere Krebsarten auszulösen, könnten aber erheblich geringer
sein. Das wissenschaftliche Komitee der Vereinten Nationen über die
Auswirkungen atomarer Strahlung (UNSCEAR) hat als schädliche Min-
destdosis eine Bestrahlung von 0,01 Gy (= 1 rd) errechnet[56]. Andere Autoren (z. B. Mole 1979) glauben allerdings, daß Schäden schon durch
geringere Dosen ausgelöst werden.
Eine Untersuchung des National Cancer Institute, im US-Bundesstaat
Maryland, an 31 000 Kindern stellte 1984 fest, daß die Gefahr an Krebs zu
erkranken, zweieinhalb mal höher ist, wenn die Mutter während der
Schwangerschaft geröntgt wurde[57].
Zur Feststellung der Strahlenbelastung im einzelnen Fall sollte unbedingt
ein Medizinphysiker zugezogen werden, da die tatsächliche Bestrahlung
der Gebärmutter sehr verschieden sein kann, wenn nicht unter optimalen
Bedingungen gearbeitet wird.

Ratschläge:

– Sie sollten einer Röntgenuntersuchung während der Schwangerschaft
  nur dann zustimmen, wenn sie zur Erhaltung oder Verlängerung Ihres
  Lebens notwendig ist.
– Bestehen Sie bei jeder Röntgenuntersuchung auf Strahlenschutzklei-
  dung.
– Verlangen Sie die Beurteilung Ihres Falles durch einen erfahrenen
  Strahlenexperten.
– Wenn es an Ihrem Ort keinen gibt, heben Sie alle Daten auf, die Sie zu
  Ihrer Röntgenuntersuchung erfahren können, und schicken Sie die
  Ergebnisse einem Strahlenexperten in der Umgebung (Welches Organ

wurde untersucht? Wieviele Bilder wurden angefertigt? Wurde auch
eine Durchleuchtung durchgeführt? Welche Strahlendosis wurde verwendet?)
– Lassen Sie sich von der Stelle, die Ihr Röntgenbild anfertigt, nicht mit
  der Auskunft abspeisen, daß die Strahlenbelastung unter dem Schädi-
  gungslimit ist. Verlangen Sie schriftliche Details.

7.4. Drogen, Genußmittel und Medikamente

Drogen und Genußmittel haben einen großen Einfluß auf das Wachstum und die Gesundheit des Kindes im Mutterleib.

Kaffee
Das im Kaffee enthaltene Coffein ist eine Substanz, die das zentrale
Nervensystem anregt. Coffein wirkt harntreibend, erweitert die Gefäße, regt die Magensäfte an und führt zu Schlaflosigkeit und Unruhe.
Ihr Kind trinkt mit. Die Folge von reichlichem und regelmäßigem Kaf-
feegenuß während der Schwangerschaft können Mangelentwicklungen
beim Kind sein (zu geringes Wachstum). Deshalb sollte man das Kaffee-
trinken einschränken. Eine Vergleichsstudie ergab, daß Frauen mit starkem Kaffeekonsum vermehrt untergewichtige Babies zur Welt brachten
(7,5 % wogen weniger als 2500 Gramm, in der Vergleichsgruppe 4,7 %).
Eine erhöhte Mißbildungsrate gibt es jedoch nicht[58].
Für Medikamente, die Coffein enthalten, gilt das gleiche.

Tee
Obwohl im Tee eine ähnliche Substanz, nämlich Tein, enthalten ist wie
im Kaffee, ist die Schädlichkeit von Tee während der Schwangerschaft
nicht nachgewiesen[59].

Rauchen
Nikotin wirkt gefäßverengend. Deshalb können die Blutgefäße weniger
Blut und daher auch weniger Sauerstoff transportieren. Die Folge davon
ist, daß das Baby bei jeder Zigarette weniger »Luft« bekommt. Wenn
Sie viel rauchen, ist der Sauerstoffmangel ein Dauerzustand.
Rauchen der Mutter während der Schwangerschaft führt nicht nur zu

untergewichtigen Kindern (170 bis 400 Gramm weniger), sondern auch zu einer erhöhten Säuglingssterblichkeit. Auch das Rauchen des Vaters in den Monaten vor der Zeugung hat einen schädigenden Einfluß[60].

Alkohol

Alkohol passiert den Mutterkuchen relativ leicht.
Der regelmäßige Alkoholgenuß während der Schwangerschaft kann zur Frühgeburt und Mangelentwicklung des Kindes führen. Aber auch die Gefahr einer Fehlgeburt ist bei Frauen, die viel trinken, fast doppelt so hoch[61]. Kinder von schweren Trinkerinnen haben ein Risiko von 30–50 Prozent, geschädigt zur Welt zu kommen. Neben der stark erhöhten Sterblichkeit liegt bei annähernd der Hälfte der überlebenden Kinder der Intelligenzquotient unter 80[62].
Nach einer neueren Studie der Universität Edinburgh ist Trinken nicht die alleinige Ursache von kindlichen Mißbildungen. Die Tatsache, daß Frauen, die trinken, fast immer gleichzeitig rauchen und zu Medikamentenmißbrauch neigen, scheint eine große Bedeutung zu haben[63].

Marihuana (Haschisch), Kokain, LSD

Alle diese Drogen passieren rasch den Mutterkuchen und beeinflussen sicher das Kind. Es wird angenommen, daß die Wirkungen auf das zentrale Nervensystem, vor allem auf das Gehirn, schwerwiegend sind. Drogen unmittelbar vor der Geburt verursachen Atem- und Kreislaufstörungen beim Kind[64].

Heroin

Süchtige Mütter gebären süchtige Kinder. Das äußert sich dann bei den Neugeborenen in Entzugserscheinungen wie Atemstörungen, Zittern, Unruhe, Schreien, Durchfall, Erbrechen, Fieber und in mangelhafter Gewichtszunahme[65]. Diese Symptome müssen unbedingt behandelt werden.

Medikamente

Über die Gefahren der einzelnen Medikamentengruppen gibt das Kapitel G, Seite 189 ff. einen Überblick.

Stärkungsmittel und Eisenpräparate

Das beste »Stärkungsmittel« und »Multivitamin-Präparat« ist eine ausgewogene Ernährung. In der Schwangerschaft und Stillzeit kann es aber sinnvoll sein, Mulitvitamin-Präparate einzunehmen. Zu viel Vitamin A oder Vitamin D in der Schwangerschaft kann jedoch schädlich für das Kind sein. Die empfohlene Tagesdosis sollte deshalb nicht überschritten werden. Zweckmäßige Vitamin-Präparate siehe Seite 221–223.

Um Eisenverlust oder erhöhten Eisenbedarf auszugleichen, setzt der Körper automatisch einen besonderen Mechanismus in Gang. Bei einem normalen Eisenspiegel im Blut nimmt der Körper etwa 10 Prozent des in der Nahrung enthaltenen Eisens auf. Bei Eisenmangel wird mindestens doppelt so viel aufgenommen. Der Körper stellt damit selbst das Gleichgewicht wieder her. Nicht jeder Eisenmangel ist deshalb behandlungsbedürftig. Schwangere Frauen haben – besonders im letzten Drittel – meist einen niedrigen Eisenspiegel im Blut. Die meisten Mediziner empfehlen deshalb die routinemäßige Einnahme von Eisentabletten während dieser Zeit. Der Nutzen dieser Maßnahme ist jetzt durch verschiedene Untersuchungen in Zweifel gezogen worden.

Die Fachzeitschrift »British Medical Journal« empfiehlt deshalb, nicht allen Schwangeren Eisenmedikamente zu verschreiben, sondern nur jenen, bei denen eine spezielle Gefahr der Eisenmangelanämie besteht. Das ist nur bei etwa 7 Prozent der Schwangeren der Fall. Zweckmäßige Eisenpräparate siehe Seite 227.

7.5. Die Schwangerschaftsvergiftung (EPH-Gestose, Präeklampsie)

Die Ursache der Schwangerschaftsvergiftung ist noch nicht geklärt. Wissenschaftlich belegt ist lediglich, daß Frauen, die ihr erstes Kind erwarten, wesentlich häufiger dazu neigen und Frauen aus sozial schwachen Schichten besonders gefährdet sind. Wenige Arbeiten haben sich bisher mit dem Zusammenhang zwischen psychischem Wohlbefinden und der Gestosehäufigkeit befaßt. Am Wiener Ludwig-Boltzmann-Institut für Geburtenregelung und Schwangerenbetreuung wurden in einer Studie die Lebensumstände und das seelische Befinden von Frauen mit Schwangerschaftsvergiftung untersucht. Im Vergleich zu einer Gruppe gesunder Schwangerer standen diese Frauen stark unter dem Druck, den Anforderungen ihrer Umwelt zu genügen. Sie fühlten sich häufiger durch Kritik und Unrecht verletzt, ohne es nach außen zu zeigen. Konflikte und Streß waren meistens der Auslöser für die Krankheit. Fast alle litten unter Ängsten, fühlten sich ungeliebt, unattraktiv und hilflos[66].

Anzeichen der Schwangerschaftsvergiftung können sein:

Hoher Blutdruck
Ein normaler Blutdruck übersteigt nicht den Wert von 135/85. Diese beiden Zahlen ergeben sich aus einer Messung des Drucks bei zusammengezogenem und erschlafftem Herzmuskel. Beide Werte sind von großer Bedeutung. Bei erhöhtem Blutdruck ist es unbedingt notwendig öfter zu messen, am besten zuhause. Durch die erhöhte Spannung und Nervosität beim Arztbesuch kommt es häufig zu überhöhten Werten (Sprechzimmer-Hypertonie).

Eiweiß im Harn
Spuren von Eiweiß im Harn treten während der Schwangerschaft bei fast allen Frauen auf. Vermehrtes Eiweiß ist ein Alarmzeichen, wenn der Wert nach Wiederholung des Tests nach einigen Tagen nicht gesunken ist (stark einweißreiche Kost am Tag der Untersuchung kann das Ergebnis verfälschen). Eiweiß im Harn ist nur in Verbindung mit Bluthochdruck oder Ödemen verdächtig.

Ödeme
Ödeme sind Wasseransammlungen im Bindegewebe. Geschwollene Beine, Füße, Hände (Ringe lassen sich nicht mehr von den Fingern ziehen) und ein aufgequollendes Gesicht sind die Anzeichen. Fast jede Frau hat im Verlauf ihrer Schwangerschaft geschwollene Gliedmaßen. Wenn keine anderen Beschwerden vorhanden sind, besteht keine Gefahr.

Gewichtszunahme
Die absolute Gewichtszunahme ist bedeutungslos und hängt nur von den Eßgewohnheiten der Frau ab. Ein plötzliches Abweichen der Gewichtskurve nach oben ist fast immer ein Alarmzeichen.

Auswirkungen der Schwangerschaftsvergiftung

Durch die Entgleisung des Organismus kann es zu Schwindelanfällen, Kopfschmerzen, Augenflimmern, Ohrensausen und Erbrechen bis zu Krampfanfällen, Bewußtlosigkeit, der Schädigung von inneren Organen (besonders Leber, Niere und Gehirn) und zum Tod kommen. Das Kind wird durch eine Mangeldurchblutung des Mutterkuchens mit weniger Sauerstoff versorgt. Die Folge davon ist eine Mangelentwicklung des Kindes und eine geringe Belastbarkeit während der Wehen. Häufig endet die Gestose mit Kaiserschnitt, weil Mutter und Kind in akuter Lebensgefahr sind.

Wie kann ich eine Schwangerschaftsvergiftung rechtzeitig erkennen?

Es ist sinnvoll, vom Anfang der Schwangerschaft an einmal in der Woche das Gewicht, am besten morgens zu kontrollieren und in eine Tabelle einzutragen. Eine gleichmäßige Gewichtszunahme schließt eine Schwangerschaftsvergiftung aus [67].

Wenn Sie auf Ihrer Gewichtskurve eine größere Abweichung feststellen, obwohl Sie nicht mehr essen als sonst, suchen Sie sofort Ihren Arzt auf. Bei erhöhtem Blutdruck und/oder Eiweiß im Harn haben Sie wahrscheinlich eine beginnende Schwangerschaftsvergiftung.

Behandlung

In diesem frühen Stadium ist eine sofortige Verminderung der Belastung manchmal schon ausreichend. Frauen, die berufstätig sind, werden krankgeschrieben, Hausfrauen sollten durch eine Hilfe entlastet werden. Besonders wichtig ist ungestörter und ausreichender Schlaf, der als Überbrückung auch für ein bis zwei Tage mit Medikamenten (siehe Kapitel G., Seite 191, 192) herbeigeführt werden darf. In diesem Fall sind die Vorteile der Medikamenteneinnahme größer als Nachteile durch mögliche Nebenwirkungen. Wenn eine Behandlung zuhause nicht durchführbar ist, kann ein kurzer Krankenhausaufenthalt günstig sein. Allerdings ist die in vielen Krankenhäusern geübte Praxis, den Frauen strenge Bettruhe zu verordnen, umstritten. Die erzwungene Ruhestellung während des Tages führt wieder zu Schlaflosigkeit in der Nacht. Die immer wieder verordnete salzarme Kost allein hat keinen gesicherten Nutzen [68]. Auch die vorbeugende Verschreibung von harntreibenden Mitteln (z. B. *Aldactone, Lasix, Moduretic*) ist nicht sinnvoll. Wenn überhaupt, sollten sie nur kurzfristig bei stärkeren Ödemen angewendet werden [69].

Eine Schwangerschaftsvergiftung, die durch Verringerung der Belastungen und ausreichend Schlaf nicht aufgehalten werden kann, muß im Krankenhaus mit hochprozentigen Eiweißinfusionen zur Reduktion des Wassers im Gewebe und unter Umständen mit blutdrucksenkenden Medikamenten und Magnesium behandelt werden.

7.6. Was ist eine Risikoschwangerschaft?

Die Ausbildung der Ärzte ist auf Komplikationen ausgerichtet. Wenn man geburtshilfliche Lehrbücher liest, hat man den Eindruck, daß die problemlose Geburt der absolute Ausnahmefall ist. Viele Ärzte nehmen diese Ansicht in ihre praktische Arbeit mit. Eine Schwangere, die nicht der Idealnorm entspricht, wird zum Risikofall erklärt. Die Folge davon ist ein Phänomen, das aus der Psychologie bekannt ist: *Die sich selbst erfüllende Prophezeiung*. Eine Frau, der gesagt wird, sie sei ein Risikofall, fühlt sich auch so. Ängste treten auf, das Bewußtsein »krank zu sein« und das permanente Gefühl, daß etwas schief gehen kann, beeinflussen die Schwangerschaft negativ. Fast alle Frauen, die mit dem Stempel »Risikoschwangerschaft« verunsichert werden, brauchen lediglich bessere Informationen und sorgfältige Beobachtung durch den Arzt oder die Hebamme, die bei einer normalen Schwangerschaft genauso notwendig ist. Typische Beispiele für unnötige Verunsicherung sind die »alte Erstgebärende«, die zu junge Schwangere, Zwillinge, Beckenendlage und negativer Rhesusfaktor. Ganz wenige Schwangerschaften erfordern eine spezielle Betreuung durch den Arzt:

– Schwere innere Erkrankungen der Schwangeren (Zuckerkrankheit, Erkrankungen der Schilddrüse, der Niere, des Herzens usw.). Die werdende Mutter muß zusätzlich durch einen Internisten betreut werden.
– Hoher Blutdruck
– Schwangerschaftsvergiftung (siehe Kapitel B. 7.5., Seite 55)
– Vorangegangene Totgeburt
– Verdacht auf mangelndes Wachstum des Kindes (intrauterine Dystrophie)
– Drohende Frühgeburt (siehe Kapitel B. 11., Seite 79 ff.)
– Psychische Probleme der Mutter (übergroße Ängstlichkeit, andauernde Überforderung). Unter Umständen ist psychotherapeutische Hilfe notwendig.

8. Selbsthilfemaßnahmen bei häufigen Beschwerden und Allgemeinerkrankungen während der Schwangerschaft

Bei vielen der häufig auftretenden Beschwerden während der Schwangerschaft gibt es ein breites Erfahrungswissen über Naturheilverfahren. Obwohl bei den meisten der angeführten Methoden ein wissenschaftlicher Nachweis der Wirksamkeit fehlt, können sie oft Erleichterung bringen. Wer jedoch keine Besserung verspürt, sollte jedenfalls mit einem Arzt seines Vertrauens darüber sprechen und Behandlungsvorschläge einholen.

8.1. Übelkeit in der Frühschwangerschaft

- Ernährung (siehe Kapitel B.2.5., Seite 26)
- Trinken: über den ganzen Tag verteilt kleine Mengen Mineralwasser, Wasser oder Kräutertee. Am besten eine Mischung aus Kamille, Melisse und Pfefferminzblättertee zu gleichen Teilen (2 Teelöffel für eine Tasse). Auch Hopfentee hat sich bewährt.
- Versuchen Sie, Ihren Lebensrhythmus zu ändern, indem Sie etwas Neues unternehmen
- Ausreichender Schlaf ist wichtig
- Körperliche Betätigung in frischer Luft (längere Spaziergänge, Schwimmen)
- Regelmäßige Gymnastik
- Morgendliche Kneippgüsse (siehe Kapitel B.9.1., Seite 69).

8.2. Ausfluß

Vorbeugemaßnahmen:
- Alkalifreie Seifen verwenden (normale Seifen zerstören den körpereigenen Säureschutz der Scheide).
- After nach dem Stuhlgang immer von vorne nach rückwärts abwischen, damit keine Bakterien in die Scheide gelangen.
- Luftdurchlässige, bequeme, nicht beengende Unterwäsche aus natürlichen Fasern tragen
- Überdenken der Lebenssituation. Belastungen setzen die Widerstandsfähigkeit herab und sind oft Ursache für einen chronischen Ausfluß.

Behandlung:

- Sitzbäder in Kamillen-, Frauenmantel-, Schafgarben- und/oder Ringelblumentee
- Schafgarben- und Frauenmanteltee trinken
- Heilsalbe (z. B. Ringelblumensalbe)
- Joghurt, in die Scheide eingeführt, wird von Anhängern der Naturheilverfahren eine entzündungshemmende Wirkung zugeschrieben.

8.3. Venenbeschwerden und Krampfadern

- Kneippgüsse (siehe Kapitel B. 9.1., Seite 69)
- Regelmäßige körperliche Betätigung (Turnen, Gymnastik, Schwimmen)
- Vermeiden von Haltungen (z. B. Sitzen mit übergeschlagenen Beinen), bei denen sich das Blut in den Beinen stauen kann
- Die »Venenpumpe«: Zur Rückführung des venösen Blutes aus den unteren Körperregionen, besonders aus den Beinen, ist die Unterstützung durch die umgebenden Muskeln notwendig. Die Venenwand allein ist zu schwach, um genügend Druck zu erzeugen, damit das Blut zum Herzen zurückfließen kann. Bei einer bewegungsarmen Lebensweise fehlt diese Mitarbeit der Beinmuskulatur. Um dies auszuglei-

chen sollte man immer wieder aufstehen, sich auf die Zehenspitzen stellen und mit dem ganzen Körper wippen. Dabei werden hauptsächlich die Waden- und Beinmuskeln beansprucht, die dadurch den Rückstrom des Blutes zum Herzen unterstützen.

- Hochlagerung der Beine
- Rückenlage mit »Radfahren in der Luft«
- Kalte Wadenwickel für ca. 10 Minuten mit Hochlagerung der Beine
- Stützstrümpfe.

8.4. Hämorrhoiden

Vorbeugemaßnahmen:

- Ballaststoffreiche ausgeglichene Ernährung, Vermeidung von Stuhlverstopfung.
- Alkohol und scharfe Gewürze einschränken, weil sie die Blutgefäße erweitern.
- Vermeidung von übermäßigem Pressen beim Stuhlgang. Viele Menschen glauben, daß eine regelmäßige Darmentleerung zu einer bestimmten Tageszeit normal ist. Auch wenn der Körper dazu nicht bereit ist, wird durch starkes Pressen (oft noch dazu unter Zeitdruck) der Stuhlgang erzwungen. Das starke Drücken bewirkt eine Verspannung des Anus, und beides zusammen begünstigt das Entstehen von Hämorrhoiden. Diese Form von »Training« ist sinnlos. Der Darm und nicht die Uhr sollte bestimmen, wann es Zeit ist, auf die Toilette zu gehen.
  Aftergymnastik: bewirkt eine Steigerung des venösen Abflusses und verhindert eine längerdauernde Verspannung des Afters. Im Türkensitz, Kinn auf der Brust langsam einatmen und mit angehaltenem Atem den Afterschließmuskel in schneller Folge an- und entspannen. 20–30 Kontraktionen sollten jedesmal möglich sein. Diese Übung sollte zweimal täglich je zweimal gemacht werden.
- Kneippgüsse (siehe Kapitel B. 9.1., Seite 69).

Behandlung:

– Kühle Waschung des Enddarms nach jedem Stuhlgang.
Wenn die Hämorrhoidalknoten entzündet sind:
– Sitzbäder in Eichenrindentee (250 Gramm Eichenrinde abkochen)
– Feucht-warme Umschläge mit Kamillentee
– Quarkauflagen (Quark auf eine Binde oder ein Leinentuch geben und auflegen).

8.5. Rücken- und Kreuzschmerzen

– Überdenken der Lebensweise und Streßabbau. Rückenschmerzen werden oft durch Überarbeitung mitverursacht.
– Wärme (Duschen, Bäder, Wärmflasche)
– Kräuterbäder (siehe Kapitel B. 9.4., Seite 72)
– Einreibungen mit Rosmarinspiritus oder Melissengeist

Partnerübung:
Sie legen sich auf den Rücken, ein Bein wird ausgestreckt, das andere abgewinkelt und mit den Zehen unter das ausgestreckte Bein in der Kniekehle eingehakt. Nehmen wir an, das rechte Bein ist angewinkelt, so legt Ihr Partner eine Hand auf Ihre rechte Schulter und hält diese fest auf den Boden. Mit der anderen Hand drückt er das rechte Knie über das ausgestreckte linke Bein bis zum Boden hinunter. Anschließend machen Sie das gleiche seitenverkehrt. Durch das Drehen des Kreuzes von links nach rechts und zurück tritt meist sehr bald eine Erleichterung ein. Gegen Ende der Schwangerschaft drückt das Kind oft mit seinem Hinterkopf gegen Ihr Kreuzbein, das erzeugt Rückenschmerzen. Eine rasche Entlastung und damit Erleichterung bringt die Knie-Ellenbogenlage mit einem Katzenbuckel. Suchen Sie beim Ausruhen Haltungen, bei denen die Wirbelsäule entlastet ist. Die Rückenlage ist fast immer ungünstig.

8.6. Blähungen

Die Anwendung von Naturheilmitteln wie Kümmel, Fenchel und Anis in Extrakten ist nicht immer unproblematisch. Für diese drei Heilkräuter gilt, daß durch starke Überdosierung und Konzentration (Schnaps) Leberschäden hervorgerufen werden können. Teemischungen aus zerstossenen Früchten sind hingegen harmlos: Kümmel *(fruct. carvi cont.)*, Fenchel *(fruct. foeniculi cont.)*, Anis *(fruct. anisi cont.)* zu gleichen Teilen. Einen Teelöffel dieses Gemisches mit einem Viertel Liter Wasser überbrühen.

Auch ein Teegemisch aus Kamille, Melisse und Lindenkohle kann Linderung bringen.

8.7. Verstopfung

Oft bestehen lediglich falsche Vorstellungen vom »normalen« Stuhlgang. Zwei bis drei tägliche Entleerungen können ebenso normal sein wie drei in einer Woche.

Bei chronischer Verstopfung ist die Verwendung aller Heilmittel – auch derer, die als »natürlich« bezeichnet werden – nicht sinnvoll. Sie nützen nicht viel und können bei Dauergebrauch selbst schwere Gesundheitsschäden hervorrufen. Bei schwerer Verstopfung (weniger als ein- bis zweimal Stuhl pro Woche) sollte ein Arzt aufgesucht werden.

Mögliche Selbsthilfemaßnahmen:

- Viel Bewegung
- Nahrungsmittel und Speisen, die meistens stuhlanregend wirken: Sauerkraut, Saure Rüben, Essiggurken, Birnen, Äpfel, Orangen, Mandarinen, Nüsse
- Gleich nach dem Aufstehen ein Glas Frucht- oder Gemüsesaft, Wasser oder Milch (Sauermilch, Buttermilch, Fruchtmilch).
- Weizenkleie, zweimal einen Eßlöffel zum Frühstück und zum Abendessen. Dazu viel trinken!
- Leinsamen (geschrotet), zweimal einen Eßlöffel zum Frühstück und

zum Abendessen. Leinsamen ist im Gegensatz zur Weizenkleie ein vollwertiges natürliches Quell- und Gleitmittel. Durch die Schleimstoffe werden die Schleimhäute des Darms geschützt. Dazu viel trinken!

- Dörrzwetschken (Pflaumen) und Haselnüsse vor dem Frühstück und Abendessen
- Viel trinken
- Schafgarben-, Himbeer- und Brombeerblättertee (siehe Kapitel B. 9.5., Seite 76).

8.8. Schlafstörungen und Streß

Schlafstörungen haben meistens seelische Ursachen. Sorgen über die bevorstehende Geburt und das Baby, berufliche und familiäre Belastungen können den Schlaf rauben.

Ratschläge:

- Reden Sie mit Ihrem Partner, Freunden oder anderen Schwangeren über Ihre Sorgen. In solchen Situationen bewähren sich Geburtsvorbereitungsgruppen (siehe Kapitel B. 12., Seite 86 ff.)
- Entspannungsübungen (z. B. Autogenes Training, siehe Kapitel C. 6.2, Seite 115)
- Kneippgüsse (siehe Kapitel B. 9.1.)
- Ansteigend warme Fußbäder vor dem Schlafengehen (siehe Kapitel B. 9.2., Seite 70)
Kein Alkohol (siehe Kapitel B. 7.4., Seite 54). Alkohol stört den Schlaf: nach »narkotisiertem« Einschlafen wacht man bald wieder auf und der weitere Schlaf ist oft gestört.

Heilpflanzen, deren Wirkung bei Schlafstörungen, Streß und Nervosität schon lange bekannt ist:
- Baldrian
- Hopfen
- Lavendelblüten
- Pfefferminze

- Passionsblume
- Rosmarin

Baldrian-, Melissen- und Passionsblumenextrakt können auch gemeinsam verwendet werden. Einen Teelöffel Melissengeist mit je 10 bis 20 Tropfen Baldrian- und Passionsblumenextrakt in ein Glas mit warmem Wasser geben und diese Mischung trinken.

Ein anderer bewährter Tee ist: Baldrian, Hopfen und Melisse zu gleichen Teilen mischen und einen Teelöffel davon für eine Tasse Tee mit Honig gesüßt verwenden.

8.9. Erschöpfungszustände

Dauernde Erschöpfung führt zu schweren Störungen des Wohlbefindens. Die heilende Wirkung von Bädern ist nur in Kombination mit einer Änderung der Situation sinnvoll.

Als Badezusätze eignen sich
- Heublumen
- Fichtennadeln
- Rosmarin und Lavendel.

8.10. Niedriger Blutdruck

- Regelmäßige körperliche Betätigung (Ausdauersport, insbesonders Laufen, Schwimmen) ist eine der wichtigsten Voraussetzungen für einen gut funktionierenden Kreislauf
- Kneippgüsse (siehe Kapitel B. 9.1., Seite 69).

Antriebslosigkeit ist oft eine Folge zu niedrigen Blutdrucks. Man ist müde, will nichts unternehmen, schläft viel und hat zu nichts Lust. Diese Situation führt zu immer stärkerer Antriebslosigkeit und Mißstimmung. Um diesen negativen Kreislauf zu unterbrechen, sollte man etwas unternehmen, auch wenn es anfänglich nicht leicht fällt. Ausflüge, Besuche bei Freunden, Kino oder Theater sind gute Muntermacher.

8.11. Hoher Blutdruck

Ein gegen Ende der Schwangerschaft auftretender Bluthochdruck bedeutet eine Gefahr für Mutter und Kind (siehe Kapitel B. 7.5., Seite 55)
und sollte ärztlich behandelt werden.

Die hier angegebenen Ratschläge sind hauptsächlich zur Unterstützung
einer medikamentösen Behandlung für Frauen gedacht, bei denen schon
vor Eintritt der Schwangerschaft ein Bluthochdruck vorhanden war. Bei
mäßigem Hochdruck kann dadurch oft eine Behandlung mit Medikamenten ersetzt werden.

- Ausgeglichene Ernährung, salzarme Kost
- Regelmäßige sportliche Betätigung (Ausdauersportarten, z. B. Lau-
  fen, Wandern, Schwimmen). Falls man damit erst in der Schwanger-
  schaft anfängt, sollte man langsam beginnen und sich erst im Laufe der
  Zeit steigern. Übereifer erzeugt Beschwerden (Muskelkater).
- Kneippgüsse (siehe Kapitel B. 9.1., Seite 69)
- Entspannungstechniken (siehe Kapitel B. 12.3., Seite 88, 89)
- Lebensweise überdenken (siehe Kapitel B. 11.1., Seite 79)
- Streßabbau und ausreichende Nachtruhe
- Alkoholkonsum und Rauchen sind bluthochdruckfördernd.

8.12. Erkältungskrankheiten und grippale Infekte

Schnupfen und andere Erkältungskrankheiten werden durch Viren hervorgerufen, die das Kind im Mutterleib nicht schädigen können[70].

Vorbeugemaßnahmen:

- Häufiger Aufenthalt in frischer Luft mit regelmäßiger körperlicher
  Betätigung
- Gesunde Ernährung, viel natürliches Vitamin C
- Kneippgüsse (siehe Kapitel B. 9.1., Seite 69)
- Ansteigende heiße Fußbäder bei kalten Füßen (siehe Kapitel B. 9.2.,
  Seite 70)
- Regelmäßige Saunabesuche (ein- bis zweimal pro Woche) sind erlaubt.

Maßnahmen, die Beschwerden bei Erkältungskrankheiten lindern:

Die meisten Menschen kennen aus eigener Erfahrung den Unterschied zwischen einer harmlosen Erkältung und einer schweren Erkrankung. Im Zweifelsfall sollte man den Hausarzt zu Rate ziehen, um eine echte Grippe, Lungenentzündung, Angina oder andere Krankheiten auszuschließen.

Schwitzkur
Sehr empfehlenswert ist dazu eine Mischung aus mehreren Teesorten: 40 Gramm Lindenblüten, 30 Gramm Holunderblüten und 30 Gramm Kamillenblüten. Von dieser Mischung wird ein gehäufter Teelöffel für eine Tasse Tee verwendet und zwei bis drei Tassen pro Tag heiß getrunken.
Zum Schwitzen sollte man sich in einem gut gewärmten Raum ins Bett legen. Anschließend ist ein heißes Bad zur Unterstützung der Durchwärmung und zur Körperreinigung gut. Ausreichende Flüssigkeitszufuhr ist wichtig.
- *Ansteigend heiße Fußbäder* (siehe Kapitel B. 9.2., Seite 70)
- *Fasten und Darmreinigung*
  Die meisten Menschen haben unmittelbar vor Ausbruch der Krankheit wenig Appetit. Fasten ist eine sehr wirksame Unterstützung der Abwehrkräfte des Organismus. Während des Fastens sollte genügend Flüssigkeit in Form von Wasser, Tee, Obst- und Gemüsesäften getrunken werden.
  Zum Fasten gehört die schnelle und gründliche Entleerung des Darms. Dies geschieht am besten durch einen Einlauf mit warmem Wasser.
  Sobald man wieder Appetit hat, kann man essen, worauf man Lust hat. Schwer verdauliche Speisen (Geräuchertes, Pilze, harte Eier usw.) sollte man meiden. Vorteilhaft sind häufige und kleine Mahlzeiten.
- *Viel Flüssigkeit.* Etwa zwei- bis dreimal soviel trinken als normal (Kräutertee, Wasser, Obst- und Gemüsesäfte)
- *Echten Himbeersirup als Limonade.*
- *Inhalieren.* Kamillentee und der Zusatz von Eukalyptusöl erleichtern die Schleimlösung.
- *Für hohe Luftfeuchtigkeit im Raum sorgen* (z. B. ein großer Topf mit Kamillentee auf einer Wärmeplatte).

8.13. Akute Bronchitis mit starkem Hustenreiz

Der Hausarzt sollte auf jeden Fall klären, ob keine Lungenentzündung oder eine andere gefährliche Erkrankung vorliegt.

Eine Selbstbehandlung der Bronchitis mit Hustentee aus folgenden Heilkräutern, zu gleichen Teilen gemischt, lindert meist die Beschwerden:

- Eibischwurzel *(Radix althaeae)*
- Spitzwegerichblätter *(Folia plantaginis)*
- Thymiankraut *(Herba thymi)*
- Sonnentaukraut *(Herba droserae)*

Zwei Teelöffel des Gemisches mit ca. einem Viertelliter siedendem Wasser überbrühen, 10 Minuten zugedeckt ziehen lassen, abseihen, mit Honig gesüßt heiß trinken.

Auch Spitzwegerich-Sirup (in der Apotheke erhältlich.), ein Teelöffel alle ein bis zwei Stunden eingenommen, kann helfen.

9. Naturheilverfahren

9.1. Kneippgüsse

Die erfrischende Wirkung von Kneippgüssen hält meistens mehrere Stunden an. Durch regelmäßige Anwendung können sich viele schwangerschaftsbedingte Beschwerden bessern:
– Niedriger Blutdruck und dadurch bedingte Antriebslosigkeit
– Hoher Blutdruck
– Venenentzündungen und andere Beschwerden durch Krampfadern
– Geschwollene Beine.

Durchführung:

Die Kneippgüsse sollen am Morgen gleich nach dem Aufstehen, wenn der Körper noch bettwarm ist, durchgeführt werden. Der kalte Wasserstrahl soll mit wenig Druck rinnen.
Beingüsse: Am rechten Fußrücken beginnend, wird der Wasserstrahl über die rechte Wade, die Rückfläche des Oberschenkels, das Gesäß, die Vulva, die Innenfläche des rechten Beins nach unten geführt. Dasselbe wiederholt man am linken Bein.
Armgüsse: Beginnend am rechten Handrücken, über die Außenseite des Arms bis zur Schulter, läßt man das kalte Wasser über die Innenseite bis zur Hand rinnen.
Dieser Vorgang wird ein- bis zweimal wiederholt.
Zum Abschluß wäscht man sich das *Gesicht* mit kaltem Wasser.
Je kälter das Wasser, umso besser die Wirkung. Anschließend ist eine gute Nacherwärmung wichtig. Nach dem Guß ist es günstig, wenn man sich nicht sofort abtrocknet, sondern noch naß leichte Auflockerungs-

oder Atemübungen macht. Man führt dabei kein fixes Programm durch, sondern macht das, worauf man gerade Lust hat.

9.2. Ansteigend heiße Fußbäder

Kalte Füße sind meistens mehr als die Folge einer äußeren Unterkühlung. Sie können eine Vielzahl von Beschwerden bewirken: Verspannungen und Entzündungen im Becken, Neigung zu Schnupfen, Entzündungen des Rachens, der Mandeln und der Luftröhre, Schlafstörungen usw. Besonders am Abend vor dem Schlafengehen sollten bei chronisch kalten Füßen ansteigend heiße Fußbäder gemacht werden: Zu Beginn sollte das Wasser so heiß sein, daß Sie die Füße ohne Schmerz bis über die Knöchel hineintauchen können. Die Füße passen sich sehr bald an, so daß das Wasser lauwarm erscheint. Nun sollte man wieder heißes Wasser nachgießen, bis es angenehm heiß erscheint. Auf diese Weise füllt man mehrmals heißes Wasser nach bis die Füße angenehm warm sind und die Haut gut durchblutet ist.

9.3. Zubereitung von Naturheilmitteln

– Wenn man Heilkräuter zur Selbstbehandlung verwenden will, sollte man sich die entsprechenden Kräuter in der Apotheke besorgen und nicht deren künstlich erzeugten Inhaltsstoffe. Selbst die genaue mengenmäßige Erfassung der einzelnen Wirkstoffe bei einer chemischen Produktion bedeutet nicht, daß die Wirkung dem natürlichen Heilmittel entspricht.
– Man sollte sich daher besonders bei Extrakten (Badeextrakt), Salben und Tinkturen erkundigen, ob diese natürlich oder synthetisch hergestellt sind.
– Ungünstig ist auch die Kombination von Naturheilmitteln mit künstlich hergestellten Medikamenten, z. B. von Baldrian und chemischen Schlafmitteln.

– Die meisten Fachleute raten auch von einer Mischung von zu vielen Heilkräutern ab. Mehr als vier sind selten notwendig[71].

– Nahezu alle Naturheilmittel erfordern Lichtschutz und die Aufbewahrung an kühlen Orten. Gefäße, in denen Kräuter gelagert werden, sollen dicht schließen und wegen möglicher chemischer Reaktionen nicht aus Kunststoff sein.

Kräutertee

Der Tee wird in den meisten Fällen als Aufguß, durch Überbrühen mit siedendem Wasser hergestellt. Man läßt ihn ca. 10 Minuten in einem geschlossenen Gefäß ziehen (die ätherischen Öle gehen sonst zum Teil verloren).

Wenn nicht ausdrücklich etwas anderes verlangt wird, sollen alle Kräutertees so zubereitet, kühl und langsam getrunken werden.

Kräuterbad

Die Badetemperatur sollte bei Kräuterbädern 37 Grad nicht wesentlich überschreiten. Heiße Bäder können durch einen Wärmestau zu starker Kreislaufbelastung führen. Die Badedauer beträgt ca. 10 bis 20 Minuten. Eine Verlängerung bedeutet keine Steigerung der Wirkung, sondern erfordert nur eine überlange Erholungszeit hinterher.

Nach einem Kräuterbad sollte man sich kalt abduschen und mindestens 30 Minuten ruhen. Diese Ruhephase ist sehr wesentlich für den Erfolg. Während dieser Zeit sollte man auch nicht essen und nur wenig trinken.

Alkoholische Extrakte

Bei allen alkoholischen Präparaten sollten Sie die dabei konsumierte Alkoholmenge bedenken. Beachten Sie auch die Warnungen im Kapitel B.7.4., Seite 54 bezüglich des Alkoholkonsums in der Schwangerschaft.

9.4. Sinnvolle Naturheilmittel bei Schwangerschaftsbeschwerden

Die folgenden Heilkräuter sind bei richtiger Anwendung praktisch frei von Nebenwirkungen. Trotzdem können auch diese Naturheilmittel notwendige Änderungen der Lebensweise wie z. B. Verringerung der Arbeitsbelastung nicht ersetzen.

Baldrian *(Valeriana officinalis)*

Baldrian gilt als Beruhigungsmittel und wird vor allem bei Schlaflosigkeit infolge innerer Unruhe, Neigung zu Schwindel und Ohmachtsanfällen, Nervosität, Überarbeitung, Erschöpfung, Unruhe, nervös bedingten Verdauungsstörungen, Kreislaufschwäche und nervösem Herzklopfen verwendet.

Manche Baldrianarten (mexikanischer und indischer) enthalten Substanzen *(Valepotriate)*, die im Experiment zellschädigend sind. Bei der üblichen Verwendung konnte diese Wirkung jedoch nicht festgestellt werden[72]. Extrakte aus dem klassischen mitteleuropäischen Baldrian enthalten keine Valepotriate.

Anwendung:

Tinktur: 1/2 bis 2 Teelöffel vor dem Einschlafen[73] oder bei Nervosität zwei- bis dreimal täglich 20–30 Tropfen.

Tee: Aufguß mit 2 Teelöffeln fein geschnittener Baldrianwurzel für eine Tasse.

Baldrian-Badeextrakte: Besonders wirksam zur Entspannung und bei Einschlafstörungen. Achtung: Manchmal schläft man schon im Bad ein.

Baldrian Frischpflanzensaft.

Schwarzer Holunder *(Sambucus niger)*

Holunderblütentee eignet sich zur Grippevorbeugung, bei Husten, Erkältungskrankheiten, Bronchitis usw.

Holundermus und Holundersaft wird gegen nervöse Herzbeschwerden, Nieren- und Blasenstörungen, Verdauungsstörungen und rheumatische Beschwerden eingesetzt.

Achtung: Frische rohe Holunderbeeren, auch wenn sie noch so gut ausgereift sind, oder der rohe Pressaft sollen nicht eingenommen werden, da dies Übelkeit, Erbrechen und Durchfall auslösen kann[74].

Hopfen *(Humulus lupulus)*

Hopfen wird bei Übererregbarkeit, nervösen Einschlafstörungen, nervösen Magen- und Darmleiden, Durchfall, Blähungen, nervöser Magersucht verwendet.
Hopfenblüten oder -zapfentee: 2 Teelöffel auf 1/4 Liter Wasser.

Kamillenblüten *(Flores Chamomillae vulgaris)*

Die Kamille ist die bekannteste, vielseitigste und wissenschaftlich am meisten untersuchte Heilpflanze.
Ihr wird eine entzündungshemmende und wundheilende Wirkung zugeschrieben bei
– Erkrankungen der Haut und Schleimhäute
– Erkrankungen des Magens und des Darms, Magenkrämpfen, Durchfällen, Blähungen, Übersäuerung des Magens, Magen- und Darmgeschwüren
– Nieren, Leber- und Gallenleiden (bei Koliken feucht-heiße Umschläge).
Außerdem wird sie zur Blutreinigung, gegen Schmerzen und Krämpfe (Vollbäder), bei Unruhe und Nervosität und zur Geruchshemmung verwendet.
Anwendung:
Tee, alkoholischer Extrakt z. B. *Kamillosan*[75], Bad, feucht-heiße Umschläge, Salben.

Lavendel *(Lavendula officinalis)*

Lavendel wird bei nervösen Schlafstörungen, Blähungen und Verdauungsstörungen, Schwindel, Migräne und Ohnmachtsneigung verwendet. Es wird ihm eine krampflösende, belebende Wirkung zugeschrieben.
Anwendung:
Lavendelblütentee, Lavendelöl, Lavendelbadeextrakt.

Linde (Tilia L.)

Lindenblüten *(Flores Tiliae)*:
Lindenblüten wirken krampflösend und schweißtreibend und beugen als Schwitzkur Erkältungskrankheiten vor. Sie regen die Herztätigkeit an. Achtung: Ständiger Gebrauch kann zu Herzschädigung führen [76].
Lindenkohle:
Sie wird bei Vergiftungen, Durchfällen und Blähungen angewendet. Spätestens zwei bis drei Stunden nach der Einnahme sollte es zu einer Darmentleerung kommen.

Melisse *(Melissa officinalis)*

Die Melisse wirkt beruhigend. Ihr Hauptanwendungsgebiet sind alle Störungen, die man unter dem Sammelbegriff »vegetative Dystonie« zusammenfaßt: nervöse Herzbeschwerden, Neigung zu Magen- und Darmbeschwerden, nervös bedingte, migräneähnliche Kopfbeschwerden, Ohmachtsneigung und Schwindelzustände, Einschlafstörungen durch Unruhe und Angst.
Durch Untersuchungen am Institut für pharmazeutische Arzneimittellehre der Universität München wurde die beruhigende und entspannende Wirkung der Melisse bestätigt, bemerkenswerterweise wirkt sie am stärksten in kleinen Mengen. Eine Erhöhung der Dosis steigert die Wirkungsintensität nicht [77].
Anwendung:
Tee, Melissengeist (alkoholischer Extrakt), Melissenwein und Badeextrakt.

Passionsblume *(Passiflora Incarnata)*

Die Passionsblume wirkt je nach Dosis. Je stärker die Beschwerden, desto mehr sollte eingenommen werden.
Die Hauptwirkung richtet sich gegen nervöse Störungen: Spannungs- und Erregungszustände, Hektik mit Neigung zu Krämpfen der Muskulatur, Schlaflosigkeit infolge von Verspannungen.
Angewendet wird fast ausschließlich die Tinktur: 5–60 Tropfen.

Pfefferminze *(Mentha piperitia)*

Verwendet werden sollte nur echte Pfefferminze. Die auf chemisch-synthetischem Weg hergestellten Präparate sind meist wertlose Ersatzmittel.
Pfefferminze hilft gegen Kopfschmerzen und neuralgische Beschwerden (Einreiben mit Pfefferminzöl), Brechreiz, Blähungen und Magen-Darm-Unstimmigkeiten, Krämpfe und Schmerzen (Geburtsschmerz), bei nervösem Herzklopfen und nervösen Störungen.
Anwendung:
Tee, Öl, Tropfen (alkoholischer Auszug in Weingeist).

Ringelblume *(Calendula officinalis)*

Die vielen heilenden Bestandteile geben ihr einen hervorragenden Rang als Heilpflanze.
Die Ringelblumensalbe wird als Wundsalbe, der Tee gegen Magengeschwüre, Darmentzündung und Blut im Harn verwendet.

Rosmarin *(Rosmarinus officinalis L.)*

Die wirksame Substanz ist das aus den Blüten gewonnene Öl.
Die anregende Wirkung zeigt sich bei allen Formen von Erschöpfungs- und Erschlaffungszuständen wie Verdauungsschwäche, gestörter Leber- und Gallenfunktion, geschwächtem Kreislauf, Überarbeitung, Übermüdung und nervösen Erschöpfungszuständen.
Anwendung:
Badezusatz, Rosmarinspiritus (Einreibung bei Muskelschmerzen, Kopfschmerz und Abgespanntheit), Rosmarinwein (bei Erschöpfung und Überarbeitung drei mal täglich 1/16 Liter vor dem Essen).

Fichtennadelbad

Bäder in Fichtennadel-Vollextrakt jeden zweiten oder dritten Tag haben sich bewährt. Wegen der stoffwechselanregenden Wirkung sollte dieses Bad nicht zu spät am Abend genommen werden (Einschlafstörung).

Heublumenbad

Die rasche Schmerzlinderung von Heublumenextraktbädern bei »Hexenschuß« und anderen muskelrheumatischen Beschwerden ist seit langem bekannt. Wegen der ausgeprägten stoffwechselanregenden Wirkung sollte das Heublumen-Vollbad nicht öfter als zweimal pro Woche und nicht länger als 15 Minuten angewendet werden. Um Einschlafstörungen zu verhindern, wird dieses Bad in den meisten Kurhäusern nur am Vormittag durchgeführt und danach mindestens eine Stunde Ruhepause eingehalten.
Berufstätige sollten es am Wochenende anwenden (genügend Zeit und sieben Tage Pause zwischen den Bädern).

Rosmarin- und Lavendelbad

Beide Badezusätze sind im Handel erhältlich. Die Mischung von vier Teilen Rosmarin und einem Teil Lavendel hat einen anregenden Effekt bei Erschöpfungszuständen und eine ausgleichende Wirkung auf das Nervensystem.
Dieses Badegemisch ist besonders bei Rückenschmerzen, die durch Überlastung, Überarbeitung und Übermüdung auftreten, geeignet.

9.5. Heilkräuter zur Geburtserleichterung

Alle Heilkräuter, die der Geburtserleichterung dienen, haben auch noch verschiedene andere Anwendungsgebiete:

Brombeerblätter *(Folia Rubi fruticosi)*

– Geburtserleichterung
– Durchfallerkrankungen, insbesonders beim Säugling
– Darmentzündungen und Magenblutung
– Blutreinigung

Frauenmantel *(Alchemilla vulgaris)*

- Geburtserleichterung
- Wundheilung und Blutstillung: als Tee bei äußeren und inneren Wunden.
- Frauenleiden: Ausfluß, Menstruationsregulierung, Unterleibsbeschwerden.

Himbeerstrauch *(Rubus idaeus)*

Chemisch synthetisch hergestellte Präparate sind meist wertlose Geschmackersatzmittel.
Himbeerblätter *(Folia rubi idaei)*
- Geburtserleichterung
Himbeersirup *(Syrupus Rubi idaei)*
- Stärkung und Erfrischung bei fieberhaften Erkrankungen (als Limonade).

Schafgarbe *(Achillea millefolium)*

Diese bewährte Pflanze wird in verschiedenen Bereichen eingesetzt:
- Geburtserleichterung
- Steigerung der Widerstandsfähigkeit gegen Infektionskrankheiten
- Erkrankungen des Magens und des Darms, bei Blähungen, Entzündungen, Stuhlverstopfung
- Verbesserung der Herztätigkeit
- Blutreinigung
- Menstruationsstörungen
- Ausfluß.

Teemischung zur Geburtserleichterung:
50 g Brombeerblätter, 100 g Himbeerblätter, 50 g Frauenmantel, 50 g Schafgarbe.
Ein Teelöffel für eine Tasse im Aufguß. Ein bis zwei Tassen täglich einige Wochen vor dem errechneten Geburtstermin.

10. Homöopathie

Bei der Homöopathie wird der ganze Mensch und nicht die einzelne Krankheit behandelt. Im Vordergrund steht daher die individuelle Betreuung des einzelnen durch einen ganzheitlich denkenden Arzt. Bei Beschwerden sollten daher nach Möglichkeit homöopathische Arzneien nicht ohne Verordnung durch einen geschulten Arzt einfach in der Apotheke gekauft werden.

Falls dies nicht möglich ist, können homöopathische Mittel bei »bewährten Indikationen« eingesetzt werden.

Geburtsvorbereitung:
- Pulsatilla D6 [78]
- Cimicifuga D4 [79]

Jeweils drei mal täglich 5 Tropfen, sechs Wochen vor dem errechneten Geburtstermin beginnend.

Verhinderung von Wochenbettkomplikationen:
- Arnica D4, drei mal täglich 5 Tropfen [80]

11. Maßnahmen, um eine Frühgeburt zu verhindern

Die Behandlung der drohenden Frühgeburt beschränkt sich in den meisten Krankenhäusern auf die Behebung der Anzeichen und nicht deren Ursache. Alarmiert durch regelmäßige Wehen wird Frauen strenge Bettruhe verordnet, werden Medikamente eingesetzt – und meistens die Geburt durch diese Maßnahmen nicht verhindert.

Eine erfolgreichere Behandlung durch die Frühgeburtenvorbeugung ist nur an wenigen Kliniken Europas üblich. Die Erkenntnis, daß es einen Zusammenhang zwischen der psychischen Situation der Frau und ihrer Neigung zur Frühgeburt gibt, ist erst wenige Jahre alt.

11.1. Seelische Ursachen

Sorgen, Angst, Unsicherheit und Unwissen verursachen seelische und körperliche Spannungen. Der Abbau kann durch eine Änderung der Situation, durch Information, aber auch manchmal schon durch das »Herauslassen« des Ärgers, der Angst und der Sorgen geschehen.

Wenn diese Spannungen nicht beachtet werden, können sie sich in Magen-, Blasen-, Atem-, Schlaf- und Muskelbeschwerden äußern. Auch die Gebärmutter ist ein Muskel. Belastungen und Ängste können zur »Verspannung« dieses Muskels führen. Wenn diese Verspannungen (Kontraktionen) sich über einen längeren Zeitraum erstrecken, bewirken sie dasselbe wie Geburtswehen: der Muttermund öffnet sich, es kommt zu einer Frühgeburt.

Die häufigsten Gründe sind [81]

- Überforderung durch die Familiensituation, Probleme mit dem Partner, Partnerlosigkeit, kleine Kinder, ein großer Haushalt, pflegebedürftige Verwandte, Umzug in eine größere Wohnung oder Umbau usw.
- Ängste vor Mißbildung oder Krankheit des Kindes, vor unerträglichen Geburtsschmerzen, vor dem Leben mit dem Neugeborenen
- Berufliche Belastung durch körperlich anstrengende Arbeit, durch Streß, Lärm, usw. (siehe Kapitel F, Seite 181 ff), Zurücksetzung durch die Schwangerschaft, Angst um die berufliche Zukunft
- Reisen verbunden mit anstrengenden Fahrten, um »noch schnell vor der Geburt« Freunde und Verwandte zu besuchen.

Wenn Sie die Alarmsignale des Körpers beachten, können Sie mit großer Wahrscheinlichkeit etwas tun, bevor ein organischer Schaden entstanden ist. In jedem Fall sollte ein Arzt aufgesucht werden. Alarmsignale sind

- *Häufiger nächtlicher Harndrang.* Wenn Sie öfter als zweimal in der Nacht urinieren müssen, obwohl Sie keine Blasenentzündung haben (macht sich durch Brennen beim Urinieren bemerkbar), ist das ein Anzeichen für eine nervöse Störung.
- *Schlafstörungen:* Wenn Sie am Abend lange nicht einschlafen können, obwohl Sie müde sind, und in der Nacht öfters aufwachen, sind Sie überfordert (siehe Kapitel B.8.8., Seite 64).
- *Kontraktionen der Gebärmutter.* Wenn die Gebärmutter mehrmals am Tag für länger als dreißig Sekunden hart wird (sich zusammenzieht), so ist das bei wiederholtem Auftreten ein Alarmzeichen. Diese Kontraktionen sind meistens nicht schmerzhaft. Manchmal machen sie sich auch wie Menstruationskrämpfe bemerkbar.

Ein Ziehen im Unterleib, das rechts und links in der Leistengegend spürbar ist und über einen längeren Zeitraum besteht, ist fast immer harmlos. Es entsteht durch die Dehnung der Mutterbänder, Überanstrengung oder Verdauungsbeschwerden. Zur Sicherheit sollten Sie trotzdem Ihren Arzt aufsuchen.

Manche Frauen spüren immer wieder Kontraktionen, die aber nicht zu einer Frühgeburt führen. Sie unterscheiden sich meistens nicht von den oben beschriebenen Anzeichen, obwohl sie harmlos sind. Der Arzt soll durch häufige Kontrollen feststellen, ob sich der Muttermund öffnet und der Gebärmutterhals verkürzt. Wenn sich im Laufe von einigen Wochen nichts ändert, haben Sie die Gewißheit, daß diese Form von Kontraktionen kein Risiko darstellen.

Die wirkungsvollste Art, den Kreislauf aus Angst, Spannung und Kontraktion zu durchbrechen, ist die Lösung des Problems. Besprechen Sie mit Ihrem Partner oder mit Freunden, was geändert werden kann. Oft ist schon durch das Aussprechen der Ängste, Sorgen und Aggressionen, die nicht mehr in den Körper »hineingefressen« werden, eine Besserung möglich. Gezielte Entspannung (siehe Kapitel B.12.3., Seite 88), beruhigende Tees (siehe Kapitel B.8.8., Seite 64) und körperliche Schonung sind bewährte Mittel.

Wenn die belastende Situation nicht geändert werden kann, sollten Sie einen Umgebungswechsel in Erwägung ziehen. Ein Ausweg kann auch der kurzfristige Aufenthalt im Krankenhaus sein (ohne Wehenhemmung! – siehe Kapitel B.11.3., Seite 83 ff). Die Erfahrung hat gezeigt, daß Ruhe (keine strenge Bettruhe) und ausreichender Schlaf die beste Therapie sind.

Wenn durch eigene Initiative keine Besserung erreicht wird, sollte ein Arzt konsultiert werden.Der kann eventuell auch durch die gelegentliche Gabe eines Beruhigungsmittels Entspannung erreichen. In diesem Fall wiegen die Vorteile der Entspannung die Nachteile des Medikaments auf.

Ärzte, die mit dieser Methode der »Frühgeburtenprophylaxe« arbeiten, bei der die Aufnahme ins Krankenhaus erst die letzte Möglichkeit ist, erreichen damit eine drastische Senkung der Frühgeburten und der perinatalen Mortalität (Sterblichkeit rund um die Geburt).

Der französische Geburtshelfer Michel Irrmann, der an seiner Straßburger Klinik alle Frauen motiviert, einen Geburtsvorbereitungskurs zu besuchen und sich selbst genau zu beobachten, konnte die Frühgeburtenrate von 6,6 auf 2,28 Prozent senken [82].

In einer großangelegten Studie, die über mehrere Jahre hinweg in der Bundesrepublik durchgeführt wurde, konnte nachgewiesen werden, daß Frauen, bei denen das seelische Befinden während der Schwangerschaft berücksichtigt wurde, nur 1,6 Prozent Frühgeburten hatten. In der nicht betreuten Vergleichsgruppe waren es 3,9 Prozent [83].

Im »Hôspital de Braine« in L'Alland-Waterloo in Belgien sank die Frühgeburtenrate nach der Einführung einer sorgfältigen Schwangerenbetreuung von 5,9 auf 2,5 Prozent [84].

Diese Zahlen zeigen, daß Frauen in einem großen Ausmaß selber den Verlauf ihrer Schwangerschaft beeinflussen können.

Das gesellschaftliche Problem der Frühgeburt ist jedoch nach wie vor ungelöst. Es ist bekannt, daß besonders Frauen, die in ungünstigen sozialen Verhältnissen leben, zu Frühgeburten neigen. Das Gesundheitswesen nimmt darauf kaum Rücksicht. Es ist sinnlos, einer Schwangeren Schonung zu empfehlen, wenn kein Geld da ist, um eine Haushaltshilfe zu bezahlen, wenn niemand die schon vorhandenen Kinder betreut. Die Behandlung für diese Frauen ist statt finanzieller und psychischer Unterstützung meistens eine Unterdrückung der Probleme durch Medikamente.

11.2. Körperliche Ursachen

Eine Frühgeburt kann aber auch ausschließlich körperliche Ursachen haben[85]:
– Rauchen, Alkohol und andere Drogen erhöhen das Risiko (siehe Kapitel B.7.4., Seite 53 ff).
– schlechte Ernährung der Mutter und dadurch bedingte größere Krankheitsanfälligkeit
– Umweltbelastung durch Chemikalien und Strahlen. Die großen Umweltkatastrophen von Seveso, Bhopal, Three Miles Island und Tschernobyl haben das deutlich demonstriert.
– Alter der Mutter. Es ist bekannt, daß Schwangere unter 19 bzw. über 35 Jahren ein höheres Risiko eingehen
– Mehrlinge (Zwillinge usw.)
– Mißbildungen des Kindes.
Operationen und Mißbildungen der Gebärmutter und Gewebsschwäche der Mutter sind in seltenen Fällen Ursachen für Frühgeburten (siehe Kapitel B.11.3., Seite 84, 85).

11.3. Medizinische Maßnahmen

Wehenhemmung mit Medikamenten *(Tokolyse)*

Vor etwa zehn Jahren wurde die wehenhemmende Wirkung der Betamimetika entdeckt. Diese Substanzen bewirken durch die Erregung des sympathischen Nervensystems (Teil des unwillkürlichen = vegetativen Nervensystems) eine Erschlaffung der Gebärmuttermuskulatur. Die Wehentätigkeit wird vermindert oder hört auf. Allerdings werden auch andere Organe der Mutter und des Kindes durch diese Mittel mitbeeinflußt.

Die Verwendung betamimetischer Medikamente ist aus verschiedenen Gründen umstritten.

– Die Wirkung ist wissenschaftlich nicht ausreichend abgesichert. Zahlreiche Studien haben sich bemüht, den Nutzen dieser Mittel zu belegen. Allerdings sind alle diese Untersuchungen nicht nach wissenschaftlich exakten Kriterien durchgeführt worden, weil nie eine Gruppe von Frauen mit vorzeitiger Wehentätigkeit, die keine wehenhemmenden Medikamente erhalten hatte, mit einer Gruppe Behandelter verglichen wurde.

Die allgemeine Ansicht der Schulmediziner, daß durch die Einführung der Wehenhemmer (Tokolytika) die Säuglingssterblichkeit in den letzten Jahren gesenkt werden konnte, wird durch eine Studie, die am National Maternity Hospital in Dublin, Irland, durchgeführt wurde, widerlegt. Dort wurden bei 104 892 Geburten in den Jahren von 1966 bis 1980 niemals wehenhemmende Mittel eingesetzt. Dennoch ging sowohl die Zahl der Frühgeburten als auch die bei der Geburt gestorbener Kinder ebenso zurück wie in den anderen Krankenhäusern[86].

– Betamimetika können den Herzmuskel des Kindes schädigen. Bei Babys, die nach hochdosierten, langdauernden Behandlungen gestorben sind, wurden herzinfarktähnliche Veränderungen am Herzmuskel gefunden[87]. Diese Befunde wurden bei Tierversuchen bestätigt. Durch gleichzeitige Gabe von anderen Medikamenten (Kalziumantagonisten, z. B. Isoptin) kann diese Nebenwirkung vielleicht vermieden werden[88].

– Die Nebenwirkungen für die Mutter sind sehr unangenehm. Wehenhemmer können den Blutdruck rapide senken, es kann zu Herzrasen, starkem Schwitzen, Zittern, Angstgefühlen und in seltenen Fällen auch zu Lungenödemen und zur Schädigung des Herzmuskels kommen.

Die Anwendung von Wehenhemmern ist in Notsituationen bei drohendem Sauerstoffmangel des Kindes und bei drohendem Gebärmutterriß gerechtfertigt, um Zeit für operative Maßnahmen (Saugglocke, Kaiserschnitt) zu gewinnen. Der sogenannte »Wehensturm«, der meistens durch geburtseinleitende Maßnahmen entsteht, muß ebenfalls mit Wehenhemmern behandelt werden.

Die Anwendung von wehenhemmenden Medikamenten ist vor der Mitte der Schwangerschaft (20. Woche) sinnlos, weil Krämpfe der Gebärmutter in dieser Phase noch nicht mit diesen Mitteln beeinflußt werden können. Ab diesem Zeitpunkt ist die kurzzeitige Anwendung, eventuell auch gemeinsam mit der einmaligen Gabe von Beruhigungsmitteln, um den Kreislauf aus Angst – Spannung – Kontraktionen zu durchbrechen, unter Umständen zweckmäßig. Meistverwendete Mittel: *Gynipral* (Ö), *Partusisten* (BRD), *Pre-Par* (BRD/Ö).

Die Gebärmutterstütznaht *(Cerclage)*

Die Gebärmutterstütznaht ist ein mechanischer Verschluß des Gebärmutterhalses durch eine Naht. Dieser Eingriff wird viel zu oft angewandt.

Die mangelnde Verschlußfähigkeit des inneren Muttermundes *(Zervixinsuffizienz)*, als Folge von vorangegangenen Operationen am Muttermund, Mißbildungen (z. B. vollständig oder teilweise geteilte Gebärmutter), krankhafte Veränderungen (Wucherungen der Gebärmuttermuskulatur = Myom) an der Gebärmutter oder angeborener Gewebsschwäche sind Ursachen für Fehl- und Frühgeburten. Eine Schwäche des inneren Muttermundes ohne krankhaften organischen Befund wurde bei einer Untersuchung an 716 Frauen mit gehäuften Fehlgeburten nur bei 19 (2,6 %) gefunden[89].

Während der letzten Monate der Schwangerschaft ist der Gebärmutterhals bei ca. 60 Prozent der Erst- und 70 Prozent der Mehrgebärenden geöffnet[90]. Ein derartiger Befund sollte kein Anlaß für eine Stütznaht sein, weil die eigentliche Ursache für den Abort die Infektion der offenliegenden Fruchtblase sein dürfte. Der chirurgische Verschluß des bereits geöffneten Muttermundes ist fehl am Platz[91].

Bei einer echten Muttermundschwäche nach mehrmaliger Fehlgeburt ist die Operation in ca. 30 bis 50 Prozent erfolgreich[92]. Der Zeitraum, in dem eine Stütznaht gemacht werden kann, liegt zwischen der 16. und 27. Schwangerschaftswoche. Vor bzw. nach diesem Zeitpunkt soll dieser Eingriff nicht mehr durchgeführt werden[93].

12. Geburtsvorbereitung

12.1. Vorteile

Schwangerschaft, Geburt und Leben mit einem Neugeborenen sind vor allem beim ersten Kind eine einschneidende Veränderung. Die Monate, in denen das Kind im Mutterleib wächst, sind eine Zeit der Anpassung, des Lernens und der Vorbereitung.

Eine 1977 in Wien durchgeführte Untersuchung ergab, daß nur 26 Prozent aller Schwangerschaften bewußt geplant werden. Weitere 26 Prozent werden allerdings trotz zufälliger Empfängnis spontan akzeptiert [94]. In jedem Fall ist die Veränderung der Lebenssituation durch das Schwanger-Sein häufig mit Konflikten verbunden. Für Frauen, die sich entschlossen haben, ihr Kind ohne Partner zu bekommen, ist diese Zeit oft besonders schwierig.

Nicht bewältigte Probleme und Spannungen können sich negativ auf den Verlauf der Schwangerschaft und der Geburt auswirken.

Eine gute Möglichkeit, Fragen, Ängste und Sorgen zu besprechen und Entspannungsübungen für die Geburt zu erlernen, ist die Teilnahme an einer Geburtsvorbereitungsgruppe (nicht zu verwechseln mit dem Schwangerenturnen, wie es an vielen Krankenhäusern angeboten wird).

Ein großer Teil dieser Gruppen ist aus der Privatinitiative unzufriedener Frauen entstanden und daher manchmal schwer zu finden, weil sie in offiziellen Broschüren der Gesundheitsvorsorge nicht erfaßt werden.

Fragen Sie andere Schwangere, Mütter mit Kleinkindern oder informieren Sie sich in Frauenzentren. Wer wählen kann, muß sich überlegen, ob er eine gemischte oder eine reine Frauengruppe vorzieht.

Auch eine Freundin oder ein Freund können die Vorbereitung mitmachen. Wenn die Vertrauensperson keine Zeit hat, in die Gruppe mitzugehen, kann man ihr erzählen, was besprochen wurde, und ihr die Atem- und Entspannungsübungen zeigen.

In der Gemeinschaft machen Schwangere meistens die Erfahrung, daß sie mit ihren Ängsten und Sorgen nicht allein sind. Dieser Rückhalt ist besonders für die Frau ohne Partner wichtig. Frauen, die schon geboren haben, kommen oft in die Gruppe zurück und berichten über ihre Erfahrungen. Sie sind meistens ein gutes Gegengewicht zu »Horrorgeschichten«, die immer wieder verbreitet werden. Manchmal entwickelt sich aus dieser Gemeinschaft später eine Stillgruppe.

Die Vorbereitung auf die Geburt sollte ab dem dritten Schwangerschaftsmonat beginnen. Ideal ist es, wenn der Kurs in zwei Teilen geführt wird. In der ersten Phase steht die »Gewöhnung« an die Schwangerschaft, das Erlernen von Entspannungsübungen, die Erfahrung eines positiven Körpergefühls in der Gesellschaft anderer Frauen im Vordergrund. Der zweite Teil sollte sich mit der Vorbereitung auf die Geburt und die Zeit danach, mit Atemübungen und Schwangerengymnastik befassen.

Wenn es in der Umgebung keine derartige Möglichkeit gibt, kann man sich auch mit Hilfe von Büchern vorbereiten. Vielleicht gibt es auch andere Schwangere, die an einem Erfahrungsaustausch interessiert sind. Auch ein Kurs über Autogenes Training, Yoga oder Meditation kann hilfreich sein.

Das Besprechen folgender Fragen, Gefühle und Ängste ist meistens sinnvoll, egal ob die Vorbereitung in der Gruppe oder in privatem Rahmen erfolgt:
- Körperliche Veränderungen und Abläufe während Schwangerschaft, Geburt und Wochenbett
- Auseinandersetzung mit der neuen Lebenssituation
- Ernährung und Lebensweise
- Übungen zum Kennenlernen des eigenen Körpers
- Erlernen von Entspannungsmethoden und Atemtechnik
- Gymnastische Übungen für Geburt und Wochenbett
- Einbeziehung einer vertrauten Person, die bei der Geburt dabei sein soll
- Diskussion über die Erwartungen an das Kind
- Gespräche über die Bedeutung eines Kindes für die Beziehung
- Mögliche routinemäßige Eingriffe
- Schwangerschafts- und Geburtskomplikationen
- Auseinandersetzung mit der Organisation des Alltags nach der Geburt, Informationen über das Stillen

– Was bedeutet es, wenn die Geburt nicht »normal« verläuft.

12.2. Die medizinische Bedeutung der Geburtsvorbereitung

Angst und Unwissen erzeugen Risiko, Selbstvertrauen und Wissen geben Sicherheit. Zahlreiche Studien weisen das nach. Aufgeklärte und dadurch entspannte Frauen haben

– wesentlich seltener Frühgeburten [95]
– weniger totgeborene oder kurz nach der Geburt verstorbene Kinder [96]
– eine geringere Neigung zu Schwangerschaftsvergiftungen [97]
– eine kürzere Eröffnungsperiode und brauchen weniger Schmerzmittel [98]
– wesentlich weniger geburtshilfliche Operationen (Saugglocke, Zange, Kaiserschnitt) [99]
– weniger geburtsbedingte Verletzungen [100].

12.3. Entspannungs- und Atemtechniken

Atemübungen

Atmen ist ein rhythmischer Vorgang und geschieht von alleine. Trotzdem atmen viele von uns zu angestrengt und oberflächlich. Legen Sie sich bequem hin und beobachten Sie Ihre Atmung. Versuchen Sie herauszufinden, wo Sie sie behindern. Versuchen Sie, Ihren Atem frei fließen zu lassen. Spielen Sie mit Ihrem Atem. Finden Sie heraus, bei welcher Atmung Sie sich am besten entspannen. Es kommt bei der Geburt nicht auf eine bestimmte Technik an. Ein spontaner Rhythmus wird dadurch sogar manchmal gestört. Erlauben Sie sich, beim Ausatmen zu stöhnen, versuchen Sie zu schreien. Diese Übungen können wichtig sein, um Hemmungen zu überwinden. Beziehen Sie Ihre Vertrauensperson mit ein. Sie kann dann besser damit umgehen.
In manchen Geburtsvorbereitungskursen werden verschiedene Atem-

techniken *(Bauch-, Brust- und Hechelatmung)* für jede Phase der Geburt gelehrt. Sie sind in der Regel eine gute Grundlage. Durch heftiges Atmen über einen längeren Zeitraum kann es allerdings auch zur »Überatmung« *(Hyperventilation)* kommen. Die damit verbundene überhöhte Sauerstoffanreicherung im Blut bewirkt Muskelverspannungen *(Tetanie)* und Erregungszustände.

Es ist daher sinnvoll, dem eigenen Gefühl zu vertrauen. Richtig ist immer die Atmung, mit der Sie am besten zurechtkommen und die Ihnen am meisten hilft.

Dick-Read und Lamaze

Grantly Dick-Read hat in den Dreißiger Jahren den Zusammenhang zwischen Angst, Verspannung und Schmerz erkannt und entdeckt, wie durch Wissen und Atemtechnik der Schmerz verringert werden kann. Fernand Lamaze entwickelte ebenso wie Dick-Read eine besondere Atemtechnik für jede Phase der Geburt und half den Frauen, ihre Einstellung gegenüber den Schmerzen zu ändern: jede Wehe ist ein Schritt näher zur Geburt des Kindes.

Heute werden an beiden die starren Anweisungen kritisiert. Es wird Ihnen vorgeworfen, zuwenig auf die Bedürfnisse der einzelnen Frau Rücksicht genommen zu haben. Für manche Frauen sind trotzdem gerade diese Arten von Atemtechniken hilfreich, für andere wieder bedeuten sie eine große Behinderung.

C. Die Geburt

1. Die Geburt im Krankenhaus

1.1. Wann ist es Zeit für die Fahrt ins Krankenhaus?

Jede Frau kann zu Hause bleiben, solange sie sich wohl fühlt. Die vertraute Umgebung der eigenen Wohnung verkürzt nach wissenschaftlichen Untersuchungen des niederländischen Arztes J. M. L. Phaff die Eröffnungsperiode [1].

Frauen, die ihr erstes Kind erwarten, haben oft Angst, daß ihr Baby zu Hause, unterwegs im Auto oder im Rettungswagen zur Welt kommen könnte. Sie ist meist unbegründet. Die Erfahrung hat gezeigt, daß bei Erstgebärenden mit regelmäßigen Wehen in Abständen von 5 bis 10 Minuten die durchschnittliche Geburtsdauer zwischen drei und sechs Stunden liegt.

Die wichtigste Voraussetzung, um den ersten Teil der Geburt zu Hause erleben zu können, ist die Möglichkeit eines raschen Transportes ins Krankenhaus innerhalb von 20 Minuten. Aber selbst, wenn trotz guter Planung das Kind zu Hause oder im Auto zur Welt kommt, ist das kein Grund zur Panik. Man kann davon ausgehen, daß eine so problemlose und rasche Geburt dem Kind nicht schadet. Wichtig ist, dafür zu sorgen, daß es nicht unterkühlt. Da ist es am einfachsten und besten, wenn das Neugeborene auf den Bauch der Mutter gelegt und beide in warme Dekken gehüllt werden. Die Natur hat auch für diesen Fall vorgesorgt. Unmittelbar nach der Geburt steigt die Körpertemperatur der Mutter geringfügig an.

Bis zur Ankunft im Krankenhaus ist kein weiterer Handgriff zu tun. Die Nabelschnur wird auspulsieren und nach einigen Minuten mit der letzten Wehe die Nachgeburt (Mutterkuchen) geboren werden. Es ist nicht notwendig, das Kind abzunabeln. Es kann nichts passieren. Der Mutterkuchen bleibt an der Nabelschnur und wird im Krankenhaus nach dem Abnabeln untersucht. Will man die Nabelschnur selbst durchtrennen, wird das Ende auf der kindlichen Seite nach 10 cm durch einen Knoten abgebunden. Der Mutterkuchen muß für die Nachuntersuchung unbedingt aufgehoben werden.

Sofort sollten Hebamme oder Arzt verständigt, beziehungsweise die Fahrt ins Krankenhaus angetreten werden, wenn

– ungewöhnliche Schmerzen auftreten, die nicht wie Wehen in regelmäßigen Abständen zu spüren sind.

– Blutungen auftreten. Nicht zu verwechseln mit dem Abgang des sogenannten »Schleimpfropfens«, der während der Schwangerschaft wie ein Kork die Gebärmutter verschließt. Diese einmalig auftretende Blutung ist meist bräunlich und gallertartig.

– die Fruchtblase springt (Blasensprung). Die Fruchtblase, in der das Kind geschützt während der Schwangerschaft im Fruchtwasser schwimmt, platzt aus bisher wenig erforschten Gründen ohne Wehentätigkeit (»vorzeitiger Blasensprung«) oder vor der vollständigen Eröffnung des Muttermundes (»frühzeitiger Blasensprung«). Beim Abfließen des Fruchtwassers entsteht ein Sog, der die Nabelschnur mitspülen kann. Die Nabelschnur, die dadurch in die Scheide zu liegen kommt, könnte vom tiefertretenden Kopf des Kindes abgedrückt und dadurch die Sauerstoffzufuhr unterbrochen werden.

Hinweise für die Gebärende: in diesem Fall sollten Sie einen Rettungswagen rufen und sich liegend ins Krankenhaus transportieren lassen. Weder Koffer packen noch schnell duschen! Auch der Transport aus der Wohnung ins Rettungsauto muß liegend erfolgen. Im Krankenhaus wird festgestellt, ob die Nabelschnur vorgefallen ist. Dichtet der Kopf ab, können Sie sofort wieder aufstehen.

Ihr Arzt kann bei den letzten Schwangerschaftskontrollen feststellen, ob der Kopf schon abdichtet. Wenn dann später ein Blasensprung erfolgt, besteht keine Gefahr eines Nabelschnurvorfalls.

1.2. Der Geburtsraum

Die Wohnung ist die zweite Haut des Menschen. Eine Frau, die sich entschließt, ihr Kind im Krankenhaus auf die Welt zu bringen, sollte die Möglichkeit haben, sich im Gebärraum so wohl zu fühlen wie zu Hause. In »normalen« Krankenhäusern sind geburtshilfliche Stationen wie andere Krankenstationen eingerichtet. Sie spiegeln die Betrachtung von Schwangeren, Gebärenden und Frauen im Wochenbett als Kranke wider. Der natürliche Vorgang der Geburt findet in Kreißsälen statt, die Operationsräumen gleichen.

Der ideale Geburtsraum strahlt Wärme und Geborgenheit aus: Die Farben der Wände und des Bodens sollten freundlich, die Möbel aus Holz sein. Zahlreiche Lichtquellen sollten viele Gestaltungsmöglichkeiten erlauben. Für den sanften Empfang des Babys wäre gedämpftes Licht von Vorteil, ergänzt durch gute Beleuchtung für notwendige medizinische Eingriffe. Der Boden sollte teilweise mit Matten und Kissen belegt sein, auf die sich die Gebärende hocken, setzen oder legen kann.

Viel Bewegungsraum und Möglichkeiten, sich in verschiedensten Lagen und Höhen festzuhalten, sollten vorhanden sein. Am besten eignen sich dazu ein von der Decke hängender Strick oder eine Sprossenwand. Das Bett sollte groß, idealerweise zwei mal zwei Meter, sein. Es sollte die Möglichkeit vorhanden sein, mitgebrachte Musikkassetten oder Schallplatten zu spielen.

Die medizinischen Geräte müßten für den Notfall im Nebenraum oder hinter Trennwänden griffbereit stehen.

Derzeit gibt es leider fast keine geburtshilflichen Abteilungen, die diesen Vorstellungen entsprechen. In einigen Krankenhäusern wurden Kompromißlösungen gefunden. Sie zu finden, ist nicht einfach, weil eigene Angaben der Abteilungen oft nicht der Wirklichkeit entsprechen. Eigene Beobachtungen anhand der Checkliste (siehe Kapitel H,1., Seite 229) und Mundpropaganda sind zuverlässiger.

1.3. Die Bezugspersonen bei der Geburt

Früher war die Geburt auch in unserem Kulturkreis ein festliches Ereignis. Es war üblich, daß zur Unterstützung der Gebärenden Freunde und Nachbarn kamen. Heute ist es in den meisten Krankenhäusern nicht möglich, mehr als eine Bezugsperson mitzunehmen, oft eingeschränkt auf den Vater. Die Anwesenheit eines vertrauten Menschen, ob es der Partner, ein Freund oder eine Freundin ist, kann der Gebärenden Sicherheit geben. Entspannende Massage und Mitatmen während der Wehen können eine große Hilfe sein. Oft genügt schon ein Blick oder eine zärtliche Geste, um schwierige Momente zu überstehen. Alle an der Geburt Beteiligten sollten die Hoffnungen, Erwartungen und Ängste der anderen kennen. Die Bezugspersonen sollten mit medizinischen Untersuchungen vertraut sein, die während der Geburt stattfinden können.

Der Mann bei der Geburt

Viele Männer können sich nicht vorstellen, ihre Frauen bei der Geburt zu begleiten.
Die drei häufigsten Ängste sollen hier besprochen werden:
– »Ich störe durch meine Nervosität mehr als ich nütze.«
    In fast allen Fällen sind selbst Partner, die nur »halbfreiwillig« ihre Frauen begleiten, eine große Hilfe und schildern später die Geburt ihrer Kinder als eine Erfahrung, die sie nicht missen möchten. Der hysterische Vater, der den ganzen Kreißsaal rebellisch macht, kommt vornehmlich in Witzen vor.
– »Ich werde ohnmächtig, weil ich kein Blut sehen kann.«
    Auch diese Sorge ist unbegründet. Durch den intensiven Kontakt mit seiner Partnerin, durch Massieren und Mitatmen wächst der Mann in die Situation und kann den Geburtsakt meistens als schönes, bereicherndes Erlebnis erfahren.
– »Ich werde impotent.«
    Das gemeinsame Erleben dieses intimen Vorganges kann verbinden und hat oft positive Auswirkungen auf das Sexualleben.
– Wichtig ist, daß sich jede Person jederzeit frei entscheiden kann. Vor der Geburt getroffene Abmachungen dürfen auch umgestoßen werden. Partner dürfen von der Gebärenden weggeschickt werden oder sich selbst dazu entscheiden, nicht mehr dabei sein zu wollen.

1.4. Die Bedeutung der Hebamme

In früheren Zeiten war die Geburt fast ausschließlich Frauensache. In den letzten Jahrhunderten sind die Hebammen immer mehr zu Erfüllungsgehilfinnen der Ärzte geworden und haben heute bei der Geburt im Krankenhaus ihre Eigenständigkeit weitgehend verloren. In der humanen Geburtshilfe im Krankenhaus übernimmt die Hebamme die wichtigste medizinische Betreuung für die Gebärende. Ihre Ausbildung befähigt sie, jede normale Geburt zu begleiten.

1.5. Die Gebärhaltungen

Die Darstellungen über die Gebärhaltungen gehen bis ins 10. Jahrtausend vor Christus zurück. Fresken, Malereien, Skulpturen und andere Abbildungen liefern den Nachweis, daß in allen Kulturen die stehende, knieende, hockende oder sitzende Stellung üblich war. Die Rückenlage, in der Geburtshilfe des 20. Jahrhunderts eine Selbstverständlichkeit, war nahezu unbekannt[2].

Andere Menschen, sei es die Hebamme oder in manchen Kulturen der Partner, unterstützten die Frauen in der jeweiligen Stellung, die sie einnehmen wollten. Bis ins 18. Jahrhundert haben sich die Gebärenden an Stöcken, Pfählen oder hängenden Stricken festgehalten. Ein weit verbreitetes Hilfsmittel war der Gebärstuhl, der in Deutschland bis ins 19. Jahrhundert gebräuchlich war. Die Erfindung der Geburt in der Rückenlage am Anfang des 18. Jahrhunderts ging als »Elendslager« (französisch: lit de misère) in die Geschichte der französischen Geburtshilfe ein[3].

Drei Umstände beeinflußten diese Entwicklung maßgeblich: Die langsame Übernahme der Geburtshilfe durch Männer (Ärzte) anstelle von Frauen (Hebammen), die Einführung der Geburtszange, deren Anwendung die Rückenlage erfordert, und die Vorliebe König Ludwig XIV., der zur Befriedigung seiner Lust seinen Mätressen beim Gebären zusah, machte die »neue Mode« gesellschaftsfähig[4].

Die Geburt in der Rückenlage, die in allen »fortschrittlichen« Krankenhäusern der Welt praktiziert wird, ist für den Arzt bequemer, der eine leichtere Kontrolle über den Geburtsverlauf haben will.

Für die Frau hat sie große Nachteile[5]:

- Die schwere Gebärmutter drückt auf die großen Blutgefäße, was zu Kreislaufstörungen der Mutter und Sauerstoffmangel des Kindes führen kann.
- Die Wehen sind weniger wirksam und schmerzhafter. Die Wirkung der Schwerkraft des Kindes auf den Muttermund fällt weg.
- Die Geburtsdauer kann sich verdoppeln, weil sich der Muttermund langsamer öffnet. Dr. C. Mendez-Bauer verglich verschiedene Haltungen während er Eröffnungsperiode[6] (siehe Kapitel C.5.2., Seite 111).

Die Geburtsvorbereiterin Liselotte Kuntner sammelte eine große Anzahl von Geburtsberichten. Beide kamen zu dem Ergebnis, daß Frauen im Krankenhaus sich anders verhalten als solche, die unbeeinflußt zu Hause die Eröffnungsperiode verbringen. Stehen, Knieellenbogenlage, Reitsitz, Schneidersitz und Knien waren die beliebtesten Stellungen. Ein Großteil der Frauen wechselten häufig die Stellung. Die Rückenlage oder das Halbsitzen wurden zu Hause spontan nie gewählt. Im Krankenhaus lagen die Frauen während der Eröffnungsperiode wesentlich häufiger[7].

Ähnliche Erfahrungen werden in allen Krankenhäusern gemacht, in denen Frauen ihre Geburtsposition selber wählen können. In ganz seltenen Fällen möchte sich die Gebärende während der Eröffnungsperiode hinlegen. Auch während der Geburt selbst nehmen die wenigsten Frauen die Rückenlage ein. Der französische Geburtshelfer Michel Odent nennt die »Unterstützte Hocke« als beliebteste Geburtsposition an seinem Krankenhaus. Dabei wird die Frau von hinten unter den Achseln gehalten[8].

In jedem Fall ist die Gebärhaltung die richtige, bei der sich die werdende Mutter am wohlsten fühlt.

1.6. Der Geburtsablauf

Der Beginn der Geburt kündigt sich meistens durch ziehende Schmerzen im Rücken an. Diese ersten Anzeichen können wieder aufhören oder sich über Stunden und Tage hinziehen. Aus unregelmäßigem Hartwerden der Gebärmutter alle zehn bis zwanzig Minuten werden regelmäßige Kontraktionen. Die erste Phase der Geburt, die Eröffnungsperiode, hat begonnen. Die Gebärmutter, die während der Schwangerschaft zur Scheide hin verschlossen war, öffnet sich langsam. In dieser Zeit geht der Schleimpfropfen ab. Er ist nicht mehr notwendig und löst sich mit der Erweiterung des Gebärmutterhalses.

Wirksame Kontraktionen kommen anfangs meistens alle 10 Minuten. Diese Abstände werden immer kürzer und verringern sich auf 2 bis 4 Minuten. Sie fangen rasch an, bleiben etwa 20 bis 30 Sekunden gleich stark und klingen dann langsam ab. Insgesamt dauert eine Kontraktion etwa 40 bis 45 Sekunden. Normalerweise ist während dieser Zeit die Fruchtblase noch geschlossen.

Der erste Teil der Geburt endet mit der vollständigen Eröffnung des Muttermundes. Ein häufiger Lagewechsel (siehe Kapitel C.5.2., Seite 111) kann diesen Teil der Geburtsarbeit wesentlich erleichtern und verkürzen.

In der nun folgenden »Übergangsperiode« tritt der kindliche Kopf langsam tiefer. Meistens platzt jetzt die Fruchtblase. Dieser üblicherweise kurze Abschnitt wird von fast allen Frauen als der unangenehmste Teil der Geburt empfunden. Die Wehen kommen heftig und in kurzen Abständen, der Druck auf den Mastdarm verursacht den Wunsch zu pressen, obwohl der Schädel noch nicht im Beckenausgang steht.

Die »Austreibungsperiode« wird dann von den meisten Frauen als Erleichterung empfunden. Der Kopf des Kindes wird in der Scheide sichtbar, die Frau kann aktiv mitpressen.

Die Methode des Pressens

Jahrzehntelang wurden die Frauen dazu angeleitet, tief Luft zu holen und mit großer Anstrengung ihr Kind herauszudrücken. Anfeuernde Parolen wie »Versuchen Sie es noch einmal, eine letzte Anstrengung, das Kind wird gleich da sein«, begleiten oft diese letzte Phase der Geburt.

Der südamerikanische Geburtshelfer Caldeyro-Barcia beobachtete Frauen, die ermutigt wurden, ihren Rhythmus beim Pressen selbst zu bestimmen. Er fand heraus, daß sie kürzer pressen und längere Pausen dazwischen machen als Schwangere, die gezwungen werden, einer bestimmten Technik zu folgen[9]. In diesen Pausen können sich Mutter und Kind erholen und das Baby wird besser mit Sauerstoff versorgt.

Die in den meisten Krankenhäusern übliche Rückenlage erschwert das natürliche Herauspressen des Babys. Einfacher und schonender sind Gebärhaltungen, bei denen der Druck des kindlichen Kopfes hilft, den Muttermund aufzudehnen (siehe Kapitel C.5.2., Seite 111). Die Hebamme sollte die Gebärende ermutigen, ihren eigenen Rhythmus zu finden und bei Frauen, die lieber in Rückenlage ihr Kind zur Welt bringen möchten, hält sie den Damm während der Preßwehen gut fest und kann so Einrisse verhindern.

Einige Zeit nach der Geburt wird mit der letzten Wehe der Mutterkuchen *(Plazenta)* geboren. Ob die Nachgeburt nach 15 Minuten oder nach einer Stunde kommt, ist nicht von Bedeutung, solange keine Blutung aus der Gebärmutter auftritt.

Die Abnabelung

In vielen Krankenhäusern ist es immer noch üblich, die Nabelschnur eines gesunden Babys unmittelbar nach der Geburt zu durchtrennen. Der Wunsch der Mutter nach Spätabnabelung (nach Auspulsieren der Nabelschnur) wird oft mit dem Hinweis auf seine Gefährlichkeit verweigert.

Es gibt keinen wissenschaftlichen Hintergrund für diese Behauptung. Im Gegenteil: für die Anpassung des kindlichen Kreislaufs an die Lebensbedingungen außerhalb des Mutterleibs ist eine späte Abnabelung von Vorteil[10].

Wesentlich ist allerdings, daß das Neugeborene tiefer als der Mutterkuchen gelagert wird, damit Blut zum Neugeborenen fließen kann.

Besonders wichtig ist die Spätabnabelung für Kinder in schlechtem Zustand[11] bzw. Frühgeborene[12]. Das erfordert allerdings ein Umdenken in der Krankenhausroutine. Derzeit ist es fast überall üblich, Neugeborene, die Wiederbelebungsmaßnahmen benötigen, rasch abzunabeln und zu entsprechenden Notfalleinrichtungen zu bringen. Besser ist es, die Geräte zum nicht abgenabelten Säugling zu bringen. Der Berliner Perinatalmediziner Professor E. Saling hat ein neues, leicht transportables Beatmungsgerät entwickelt, das sich für diesen Zweck besonders gut eignet[13]. Wenn ein Kaiserschnitt notwendig ist, muß das Kind sofort abgenabelt werden. In diesem Fall ist es wichtig, die Nabelschnur vor der Abnabelung mehrmals zum Kind hin auszustreichen[14] und dann einen möglichst langen Nabelschnurrest auf der kindlichen Seite zu belassen[15].

Nur bei seltenen Bluterkrankungen und bei Rhesusantikörpern im Blut

von Müttern mit negativem Rhesusfaktor ist die sofortige Abnabelung
(»Frühabnabelung«) notwendig.

1.7. Die Überwachung des Geburtsverlaufs

Das oberste Ziel jeder Geburtshilfe ist die körperliche, geistige und seelische Gesundheit von Mutter und Kind.

Die schulmedizinische Geburtshilfe in Mitteleuropa ist der Ansicht, daß
jede Geburt ein Risiko darstellt und daher dem Aspekt der körperlichen
Gesundheit die gesamte Aufmerksamkeit geschenkt werden muß. Damit wird der gigantische finanzielle Aufwand zur apparativen Ausstat-
tung geburtshilflicher Abteilungen gerechtfertigt.

Die wichtigste Überwachung besteht in der Kontrolle der kindlichen
Herztöne. Aus der Herzfrequenz (Herzschläge pro Minute) und aus den
Veränderungen der Herzschlagmuster im Verhältnis zu den Wehen können die Hebamme und der Arzt Rückschlüsse auf den Zustand des Kindes ziehen.

Für jede Gebärende muß eine Hebamme zur Verfügung stehen. Die
Kontrolle der Herztöne erfolgt mit einem tragbaren Ultraschalldoppler-
gerät oder einem Holzstethoskop.

Daß die heute in fast allen Krankenhäusern übliche Dauerüberwachung
durch den Herzton-Wehen-Schreiber (Kardiotokograph, CTG) Risiken
besser ausschaltet als die Kontrolle mit dem Stethoskop, ist wissenschaftlich nicht erwiesen.

Der amerikanische Geburtshelfer Albert Haverkamp untersuchte den
Geburtsverlauf von 690 Risikoschwangeren. Alle wurden kardiotoko-
graphisch überwacht. In einer Gruppe hatten die Hebammen allerdings
keinen Zugang zum Herzton-Wehen-Schreiber und mußten sich bei der
Beurteilung des Geburtsverlaufes auf das Holzstethoskop verlassen. In
der Eröffnungsperiode wurden die Herztöne der Kinder alle 15 Minuten
nach der Kontraktion kontrolliert, in der Übergangs- und Austreibungsperiode alle 5 Minuten.

In beiden Gruppen starb kein Kind während der Geburt. Untersuchungen bis 9 Monate nach der Geburt ergaben sogar bei diesen Risikogebur-
ten keine Unterschiede in der Entwicklung und im Gesundheitszustand
der Kinder.

Haverkamp stellte allerdings beträchtliche Unterschiede in der Häufigkeit operativer Eingriffe fest. Bei der Gruppe von Frauen, wo die Hebammen Zugang zu den Daten der technischen Überwachung hatten, wurden »verdächtige« kindliche Herztöne um drei- bis viermal häufiger festgestellt und die Rate an Zangengeburten und Kaiserschnitten war etwa doppelt so hoch[16].

Zu einem noch eindeutigeren Ergebnis kommt die »Dublinstudie«. In Zusammenarbeit zwischen der größten geburtshilflichen Abteilung der britischen Inseln (National Maternity Hospital, Dublin, Irland) und dem Forschungsinstitut für perinatale Epidemiologie (National Perinatal Epidemiology Unit, Radcliffe Infirmary, Oxford, England) wurden fast 13 000 Geburten analysiert. Das Ergebnis wurde im Frühjahr 1985 in der Amerikanischen Zeitschrift für Geburtshilfe und Gynäkologie veröffentlicht[17].

In Dublin wurde eine Gruppe von Frauen kontinuierlich elektronisch überwacht, die andere mit dem Holzstethoskop. Die Hebammen hörten die kindlichen Herztöne während der Eröffnungsperiode mindestens alle 15 Minuten für 60 Sekunden und in der Austreibungsperiode nach jeder Kontraktion. Aber alle Frauen, auch die elektronisch überwachten, hatten eine eigene Hebamme.

Der Zustand der Kinder nach der Geburt war bei normalem Geburtsverlauf absolut gleich. Lediglich bei Frauen, die künstliche Wehenmittel erhalten hatten und deren Geburt lang dauerte, war die elektronische Überwachung von Vorteil.

Aufgrund dieser Studien hat die Weltgesundheitsorganisation (WHO) ihre Empfehlungen zur Überwachung des Geburtsverlaufs herausgegeben:

»Es gibt keinen Beweis, daß die elektronische Routineüberwachung des Feten positiven Einfluß auf das Geburtsergebnis hat. Die elektronische Überwachung sollte nur in sorgfältig ausgewählten Fällen angewandt werden, die mit hohen perinatalen Mortalitätsraten verbunden sind, und bei Weheneinleitung. Es sollten Forschungen zur Auswahl jener Frauen durchgeführt werden, die möglicherweise einen Nutzen von dieser Überwachung haben könnten. In der Zwischenzeit sollten die nationalen Gesundheitsbehörden vom Kauf neuer Apparate Abstand nehmen.

Es wird empfohlen, die kindliche Herzfrequenz während der Eröffnungsperiode durch Kontrolle mit dem Hörrohr zu überwachen, ebenso, nur häufiger, während der Austreibung.«

1.8. Die Geburtslagen des Kindes

Ungefähr 94 Prozent aller Kinder werden mit dem Kopf zuerst geboren *(Schädellage)*.

Der Rest sind Kinder in der sogenannten Beckenend- oder Steißlage (ca. 5,5 Prozent) und in Querlage (ca. 0,5 Prozent)[18]. Bei Erstgebärenden mit einem Kind in Beckenendlage wird häufig, obwohl es keinen medizinischen Grund dafür gibt, ein Kaiserschnitt gemacht (siehe Kapitel C.8.4., Seite 125). Bei Querlage ist allerdings die Geburt durch die Scheide nicht möglich, in diesem Fall ist ein Kaiserschnitt notwendig.

In der 30. Woche liegen noch 29 Prozent aller Babys nicht mit dem Kopf nach unten. Bis zum Geburtstermin drehen sich auch ohne äußere Beeinflussung ca. 25 Prozent dieser Kinder um[19].

Die »indische oder passive Brücke« ist eine erfolgreiche Methode, um Beckenend- und Querlagen rechtzeitig in eine Schädellage zu drehen[20].

Ab der 30. Schwangerschaftswoche kann sich bei konsequenter Durchführung der folgenden Übung das Kind bis zum Geburtstermin noch wenden:

Die Schwangere legt sich täglich zwei Mal 10 Minuten mit leerem Magen kreuzhohl auf eine harte Polsterunterlage, die ca. 35 Zentimeter hoch sein soll. Kopf und Beine sollten dabei möglichst entspannt nach unten hängen.

2. Die ambulante Geburt

Die ambulante Geburt ist eine gute Möglichkeit für Frauen, die sich eine Hausgeburt wünschen, aber nicht auf das Sicherheitsgefühl verzichten wollen, das ihnen eine Klinik vermittelt. In solchen Fällen kann meist die Eröffnungsperiode in der vertrauten Umgebung daheim verbracht werden, die Geburt selbst aber im Krankenhaus – entweder mit der eigenen oder der diensthabenden Hebamme vom Krankenhaus – durchgeführt werden. Sobald die Wöchnerin es wünscht, kehrt sie nachher wieder heim. Vor allem Mütter mit Kindern verlangen zunehmend diese Alternative. Leider gibt es noch viel zuwenig Krankenhäuser, die diesem Bedürfnis Rechnung tragen. Eine ambulante Geburt ist aber auch manchmal in kleinen Entbindungsheimen oder in der Praxis eines Frauenarztes möglich.

Ratschläge:

– Es ist vorteilhaft, mit einer Frageliste (siehe Kapitel H.1., Seite 229 ff.) schon während der Schwangerschaft in der Klinik der Wahl alle Details (mögliche Eingirffe, Gebärhaltung, sanftes Licht usw.) zu besprechen.
– Prinzipiell ist es wünschenswert, daß die Betreuung während der Schwangerschaft, bei der Geburt und danach zu Hause durch dieselbe Hebamme erfolgt.
– Ist es nicht möglich,daß die Hebamme, die bei der Geburt dabei ist, auch die Nachbetreuung übernehmen kann, sollte man klären, ob die Gebärende eine Hebamme ihrer Wahl mit in die Klinik bringen kann (leider wird das in den wenigsten Krankenhäusern erlaubt).
– In den ersten Tagen nach der Geburt sollte für die Haushaltsarbeit und – wenn vorhanden – für die Betreuung der anderen Kinder eine Hilfskraft bereitstehen.

– Nach ca. drei bis fünf Stunden kann die Wöchnerin nach einer ambulanten Geburt, wenn keine Komplikationen auftreten, nach Hause gehen. Wenn sie sich nicht wohl fühlt oder nach einer anstrengenden Geburt noch müde ist, sollte es ohne Umstände möglich sein, über Nacht im Krankenhaus zu bleiben. Die Gebärende sollte nicht den Anspruch an sich stellen, die Geburt so durchzuziehen, »wie es sich gehört«.

– Wenn es in der Nähe keine Möglichkeit zu einer ambulanten Geburt gibt, kann die Wöchnerin, falls es ihr und dem Kind nach der Geburt gut geht und eine Hebamme zur Nachbetreuung bereit ist, sobald sie möchte, jede Entbindungsstation wieder verlassen. Sie kann von niemandem gezwungen werden, dort zu bleiben. In den meisten Krankenhäusern muß sie allerdings unterschreiben, daß sie gegen den ärztlichen Rat und auf eigene Verantwortung nach Hause gehen möchte.

3. Die Hausgeburt

Eine Hausgeburt ist für viele Frauen die schönste Art, ein Kind zur Welt zu bringen. Die vertraute Umgebung, die Anwesenheit von geliebten Menschen, die Freiheit, die Geburt so zu gestalten, wie man möchte, machen dieses wichtige Erlebnis zum Familienfest. Geschwister, die in fast allen Krankenhäusern von der Geburt ausgeschlossen werden, können problemlos dabei sein oder zumindest unmittelbar danach das neue Familienmitglied begrüßen. Die Hausgeburt ist eine gute und sichere Alternative zur Krankenhausgeburt, wenn verschiedene Punkte beachtet werden.

3.1. Voraussetzungen für eine Hausgeburt

– Die Frau sollte sich mit ihrer Entscheidung wohl fühlen.
  Die Erfahrung hat gezeigt, daß Frauen, die sich nicht sicher fühlen oder zur Hausgeburt überredet wurden, oft während der Geburt wegen Komplikationen ins Krankenhaus müssen.
– Die Schwangere muß eine Hebamme finden, die sie während der Schwangerschaft betreut und der sie vertraut. Die Nachbetreuung muß in den ersten zehn Tagen nach der Geburt gesichert sein.
– Der Transport in ein Krankenhaus muß innerhalb von 20 Minuten möglich sein.
– Nur eine vollkommen gesunde Frau, bei der eine komplikationsfreie Geburt zu erwarten ist, soll eine Hausgeburt planen.

Folgende Gründe schließen eine Hausgeburt aus:

– Schwere Allgemeinerkrankung der Mutter (z. B. Herzleiden, Zukkerkrankheit)
– Enges Becken
– Erstgebärende unter 16 und über 35 Jahre
– Mehrgebärende über 45 Jahre
– Vorangegangene Operationen an der Gebärmutter
– Vorangegangene Totgeburt
– Verdacht auf Mißbildung, zuviel Fruchtwassr *(Hydramnion)*
– Frühgeburt (vor Ende der 37. Woche)
– Vorliegender Mutterkuchen *(Plazenta praevia)*
– Schwangerschaftsvergiftung *(Gestose)*
– Beckenendlage (Steißlage) und Querlage
– Mehrlinge

3.2. Vorbereitung auf eine Hausgeburt

– Eine Frau, die eine Hausgeburt plant, braucht unbedingt eine Haushaltshilfe, solange sie im Wochenbett liegt. Die Versorgung von Haustieren muß z. B. geklärt sein.
– Wenn andere Kinder da sind, müssen sie eine Betreuung haben. Das gilt nicht nur für die Zeit der Geburt, sondern auch für die Tage danach. Frauen, die ihr erstes Kind geboren haben, brauchen oft länger, bis sie sich an die neue Situation gewöhnt haben.
– Telefonliste mit wichtigen Telefonnummern vorbereiten: Hebamme, Arzt, Personen, die bei der Geburt oder danach dabei sein sollen, Verwandte und Freunde, Krankentransport
– Essen vorkochen
– Kinderarzt suchen, am besten einen, der bereit ist, im Wochenbett zwei Hausbesuche zu machen
– Krankenunterlagen (wasserdichte Plastiktücher, die auf einer Seite mit weichem Vlies beschichtet sind) und Vorlagen (Binden) sollten vorrätig sein.
– Wärmelampe
– Auto mit vollem Tank

- Koffer mit Sachen für Mutter und Baby, falls eine Transferierung in ein Krankenhaus notwendig werden sollte.
- Traubenzucker und Kräutertee
- Das Zimmer sollte verdunkelt werden können.
- Das Bett soll nicht zu niedrig und von beiden Seiten zugänglich sein. Ideal ist ein Doppelbett. Dort können die Eltern auch nach der Geburt mit dem Kind (den Kindern) kuscheln.
- Eine Lichtquelle zur Versorgung eines Dammschnittes muß vorhanden sein (es genügt eine gute Taschenlampe)
- Desinfektionsmittel, sterile Handschuhe usw. bringt normalerweise die Hebamme mit.

3.3. Sicherheit der Hausgeburt

Eine gut vorbereitete und betreute Hausgeburt ist genauso sicher wie eine Krankenhausgeburt.

Die meisten Komplikationen machen sich rechtzeitig bemerkbar. In diesem Fall sollte die Hausgeburt sofort abgebrochen und im Krankenhaus beendet werden. Der Zeitverlust aufgrund des Transportes ist gering. Auch bei einer Krankenhausgeburt entstehen durch die Routine (Medikamente, Liegen, Wehentropf, zu frühe Öffnung der Fruchtblase usw.) Risiken.

Die Hausgeburt ist in fast allen Industrieländern in Verruf gebracht worden. Diskussionen über die Sicherheit werden meistens mit falschem Zahlenmaterial geführt. Völlig unbetreute Geburten, bei denen die Schwangere das nächste Krankenhaus nicht zeitgerecht erreichen kann, werden in der Statistik als Hausgeburten geführt. Diese Geburten haben ein besonders hohes Risiko.

In Holland, wo fast 40 Prozent aller Frauen ihr Kind zu Hause bekommen, ist die Sterblichkeit rund um die Geburt (perinatale Mortalität-Totgeburten und in den ersten sieben Lebenstagen verstorbene Kinder) guter europäischer Durchschnitt. 1983 betrug die perinatale Mortalität 10,1 Promille (D = 9,3, Ö = 11,3).[21] Ein weitgehend perfektes System der Schwangerenbetreuung durch Hebammen und Ärzte, eine gezielte Zusammenarbeit zwischen Geburtsbetreuern und Krankenhäusern und ein gut funktionierendes Transportsystem haben dazu geführt. Die Frau wird während der Schwangerschaft und bei der Geburt meistens von den gleichen Personen betreut. Für die Nachversorgung gibt es den Berufsstand der »Kraamverzorgsters« (Wochenbettschwester), die die Frauen zu Hause betreuen.

3.4. Geschwister bei der Geburt

Ein Kind sollte schon während der Schwangerschaft auf die kleine Schwester oder den Bruder vorbereitet werden. Mit der Mutter Babysachen herzurichten, die Bewegung des Ungeborenen im Bauch zu spüren und eventuell gemeinsam den Namen auszusuchen, macht auch kleinen Kindern Spaß. Es ist nicht sinnvoll, das »neue« Baby als Geschenk oder als Spielkameraden anzupreisen. Die Enttäuschung, wenn der Säugling dann so klein und hilflos im Bettchen liegt und noch lange nicht mitspielen kann, ist groß und ruft oft Aggressionen hervor.

In jedem Fall ist die Ankunft eines Geschwisters ein großer Einschnitt im Leben jedes Kindes. Besonders bis zum dritten Lebensjahr, wenn das Verständnis noch fehlt, daß es jetzt die Liebe der Mutter teilen muß, kann es zu großen Problemen kommen. Die Krankenhausgeburt, von der Kinder bisher zumindest weitgehend ausgeschlossen sind, fördert diese Probleme. Die Mutter geht für einige Tage weg und läßt das Kind allein. Wenn sie zurückkommt, ist da ein anderes, um das sie sich intensiv kümmern muß.

Die Hausgeburt oder manchmal die ambulante Praxisgeburt sind in fast allen Ländern die einzigen Möglichkeiten, Kinder in dieses wichtige Erlebnis der Geburt einzubeziehen. Die Entscheidung, ob sie bei der Geburt dabei sein oder erst kurz danach die Intimität der ersten Stunden miterleben sollen, hängt von verschiedenen Überlegungen ab:

– Wie empfindet die Mutter die Anwesenheit des Kindes? Könnte sie sich eventuell gehemmt fühlen, ihren Schmerzen Ausdruck zu geben?
– Ist für das Kind eine eigene Betreuung während der Geburt vorhanden? Die Erfahrung hat gezeigt, daß der Vater von seiner Partnerin gebraucht wird und nicht nebenbei das Kind betreuen sollte. Besonders in der Übergangsphase und bei der Geburt selbst sollte unbedingt eine vertraute Person für das Kind *allein* da sein.

- Das Kind sollte während der Schwangerschaft bei Besuchen der Hebamme dabei sein. Das Gefühl ist wichtig, daß jemand der Mutter bei der Geburt hilft, der »dazugehört«.
- Wie wird das Kind mit diesem Erlebnis fertig? Jedes Kind ist anders. Die Eltern sollten sich genau überlegen, ob ihre Entscheidung wirklich zugunsten des Kindes gefällt wird. Manchmal ist der Wunsch der Eltern zu sehr davon geprägt, was »man das Kind erleben lassen sollte«.

Ganz allgemein sind die Erfahrungen mit Kindern bei der Geburt sehr gut. Der Anblick von Blut und Schmerzen der Mutter scheint sie nicht zu irritieren, solange die Eltern damit umgehen können. Kinder sind sehr von der Stimmung der Umgebung abhängig. Sie spüren Angst und Peinlichkeit sofort, selbst wenn kein Wort gesprochen wird [22].

4. Routinemaßnahmen während der Geburt

4.1. Essen und Trinken während der Geburt

In fast allen Krankenhäusern dürfen die Gebärenden, sobald die Wehen angefangen haben, nichts mehr zu sich nehmen. Der Grund dafür ist die »Vorbereitung auf eine Narkose«. Ein voller Magen kann bei einer Vollnarkose zu Erbrechen führen und das Erbrochene durch die Luftröhre in die Lunge geraten. Wenn man davon ausgeht, daß ca. 90 Prozent aller Geburten ohne Narkose auskommen, so ist die generelle Vorbereitung aller Frauen dafür nicht gerechtfertigt. Lediglich bei Schwangeren, die unter Umständen einen operativen Eingriff zu erwarten haben, hat diese Einschränkung einen Sinn. Ein guter Anhaltspunkt ist die Ausschlußliste für Hausgeburten mit Ausnahme der jungen und alten Erstgebärenden (siehe Kapitel C.3.1., Seite 104).

Diese routinemäßige Nahrungsverweigerung hat bei einer langdauernden Geburt große Nachteile. Durch den Kalorien- und Flüssigkeitsmangel wird der Körper geschwächt. Viele Frauen haben dann im letzten Abschnitt der Geburt keine Kraft mehr und können nicht stark genug pressen. Die Geburt kann daher häufiger mit einer Saugglocke oder Zange enden.

Gebärende, die Hunger haben, sollten mit der Hebamme oder dem Arzt darüber sprechen. Wenn kein medizinischer Grund vorhanden ist, werden aufgeklärte Mediziner Essen und Trinken sicher nicht verweigern. Honiggesüßter Tee und leichte, rasch verdauliche Suppen sind unbedenklich: Zwieback, Weißbrot, klare Suppen usw.

In manchen Krankenhäusern wird Frauen statt Essen und Getränken ein sogenannter »Glukosetropf« gegeben. Eine Infusion mit einer 10prozentigen Zuckerlösung soll den Kalorienmangel ersetzen. Durch

diese Maßnahme wird die Beweglichkeit der Gebärenden eingeschränkt. Zusätzlich vermittelt sie ihr das Gefühl, krank und abhängig
zu sein oder daß mit der Geburt etwas nicht richtig läuft.
Wenn sich der Muttermund öffnet, kommt es häufig zu einem Brechreiz,
der mit der Nahrungsaufnahme nichts zu tun hat. Er entsteht durch
einen Nervenreflex, der über das vegetative (vom Willen nicht beein-
flußbare) Nervensystem vom Muttermund auf andere Organe, z. B. den
Magen, übertragen wird. Ein leerer Magen kann diesen Brechreiz ver-
stärken. Es wird dann nur Magensaft erbrochen.

4.2. Rasieren und Einlauf

In fast allen Krankenhäusern werden vor der Geburt die Schamhaare
rasiert. Diese Maßnahme ist medizinisch nicht zu begründen. Das Argument, daß beim Nähen einer Dammnaht Haare in die Wunde kommen,
die Infektionen hervorrufen könnten, wird durch die Erfahrung nicht
bestätigt. Nichtrasierte Frauen haben keine höhere Infektionsrate[13].
Der Einlauf oder das Abführungszäpfchen gehören ebenfalls zu den
Routinevorbereitungen bei der Geburt. Dieser Eingriff ist meist medizinisch ebensowenig notwendig wie die Rasur. Stuhl, der bei der Geburtsarbeit abgeht, ist möglicherweise für den Arzt oder die Hebamme ein
Problem, sicher aber kein medizinisches oder hygienisches.
Eine Gebärende, die sich bei dem Gedanken unwohl fühlt, beim Pressen den Darm zu entleeren, kann sich einen Einlauf geben lassen.
Manchmal ist er auch bei schwachen Wehen hilfreich und wird zur Geburtsbeschleunigung empfohlen.
Die Weltgesundheitsorganisation nimmt in ihren neuesten Empfehlungen dazu Stellung:
»Es gibt weder einen Grund zur Rasur der Schambehaarung, noch für
einen Einlauf vor der Geburt.« (siehe Kapitel H.2., Seite 232)

5. Selbsthilfemaßnahmen zur Geburtsbeschleunigung und Wehenerleichterung

Eine Frau, die sich auf ihre Geburt vorbereitet hat, braucht meistens keine Medikamente. Gute Entspannungstechniken und natürliche Maßnahmen genügen fast immer. Wichtig ist, daß sich die werdende Mutter in jeder gewünschten Lage entspannen und die Position bei der Geburt frei wählen kann.

5.1. Herumgehen

Frauen gehen, wenn sie nicht anders beeinflußt werden, während der Eröffnungsperiode fast immer herum und stützen sich bei jeder Wehe irgendwo ab. Diese aktive Verarbeitung des Schmerzes nimmt ihnen das Gefühl des »Ausgeliefert-Seins«. Durch den Druck des Kopfes auf den Muttermund wird die Eröffnungsperiode verkürzt. Zusätzlich ist die Lungenfunktion bei aufrechter Haltung um vieles besser und daher bekommt das Kind mehr Sauerstoff[24].

5.2. Lagewechsel

Der Wechsel zwischen verschiedenen Positionen (Sitzen, Stehen, Knien, Hocken, Knie-Ellenbogen-Lage, Liegen usw.) ist für viele Frauen am angenehmsten. Mehrere Untersuchungen bestätigen, daß sich auch dadurch die Eröffnungsphase wesentlich verkürzt (siehe Kapitel C.1.5., Seite 95)[25]. Zwar nimmt bei häufigem Positionswechsel (ca. alle 30 Minuten) die Wehentätigkeit ab, dafür verdoppelt sich ihre Wirksamkeit. Die durchschnittliche Dauer der Eröffnungsperiode ist beim Wechsel zwischen Sitzen und Stehen 3 Stunden 31 Minuten und beim Wechsel zwischen Stehen und Rückenlage 3 Stunden 55 Minuten. Am längsten dauert die Eröffnung des Muttermundes bei Frauen, die nur liegen: 6 Stunden 20 Minuten[26].

5.3. Warme Bäder

Diese bewährte Entspannungsmethode im Alltagsleben stößt in der traditionellen Geburtshilfe auf massive Ablehnung. Der Grund liegt wahrscheinlich in der Angst, die Frau könnte in der Badewanne ihr Kind gebären. In Krankenhäusern, die mit entspannenden Bädern gute Erfahrungen machen, kommt es manchmal vor, daß eine Frau zur Geburt in der Badewanne bleiben will. Für das Kind besteht dabei keine Gefahr. Es beginnt erst zu atmen, wenn es aus dem Wasser gehoben wird. Eine belgische Studie zeigte, daß das Schmerzempfinden im warmen Wasser wesentlich geringer ist. Eine höhere Infektionsrate bei den Müttern trat nicht auf[27].

5.4. Massagen

Massagen, die vom Partner oder einer anderen Bezugsperson während der gesamten Geburt bis zur Austreibungsperiode durchgeführt werden können, sind oft wohltuend für die Frau. Es gibt einige Handgriffe, die leicht zu erlernen sind und die wirkungsvoll den Geburtsschmerz dämpfen. Meistens treten mit den Wehen Kreuzschmerzen auf. Eine Rückenmassage zur Lockerung der Muskulatur in der Gegend der Lendenwirbelsäule und des Kreuzbeins sowie entlang der Wirbelsäule ist fast immer entspannend. Viele Frauen mögen auch eine leichte Massage des Bauches, der Oberschenkel und der Beine.

Einfache Massagegriffe:

Kreuzbeinmassage
- Über dem Gesäß befinden sich einige Zentimeter von der Wirbelsäule entfernt zwei kleine Grübchen. Eine kräftige Druckmassage mit Daumen oder Knöcheln ist besonders in der Übergangsphase angenehm.

Reflexzonenmassage
- Knapp unter dem Rippenbogen, vier Querfinger rechts und links der Wirbelsäule die Haut großflächig durch kräftiges Reiben reizen, bis sie gerötet ist.

Bauchmassage
- Mit beiden Händen zart in der Mitte des Bauches hoch und an den Seiten herunter

Schenkelmassage
- An den Innenseiten der Oberschenkel in Richtung der Knie streichen. Am besten im Atemrhythmus der Frau. Diese Massage kann sehr hilfreich sein, wenn die Scheide verspannt ist.

In fast allen Geburtsvorbereitungskursen werden einfache Massagegriffe gelehrt. Wenn es keine Möglichkeit gibt, sich in einer Gruppe vorzubereiten, dann kann die Frau ausprobieren, was ihr gut tut und es ihrem Partner sagen. Schon vor der Geburt kann man die Linderung von Rückenschmerzen, die meistens gegen Ende der Schwangerschaft auftreten, üben. Ein konstanter Druck gegen die Stelle, die schmerzt, ist fast immer angenehm, auch wenn keine Massagegriffe erlernt wurden.

6. Methoden zur Geburtserleichterung

6.1. Akupunktur

Akupunktur ist ein altes Verfahren der chinesischen Heilkunde. Durch das Einstechen feiner Silber- und Goldnadeln in genau bestimmte Punkte der Haut werden körperliche und seelische Vorgänge beeinflußt. In der Geburtshilfe wird Akupunktur zur Beruhigung und Entspannung, aber auch zur besseren Durchblutung des kleinen Beckens und des Muttermundes verwendet. An der 1. Wiener Universitäts-Frauenklinik wurden über hundert Schwangere durch diese Methode auf die Geburt vorbereitet. Die Erfolge waren sehr gut. Durch die Unterbrechung des Angst-, Verspannungs-, Schmerzkreislaufs war die Geburtsdauer bei den akupunktierten Frauen deutlich kürzer als in der Vergleichsgruppe. Schmerzstillende Medikamente waren kaum nötig[28]. Zu einem ähnlichen Ergebnis kommt eine neue Studie der Wiener Semmelweisklinik. In einer Vergleichsgruppe verkürzte sich die Eröffnungsperiode nach Akupunktur bei Erstgebärenden um 21,5 Prozent, bei Mehrgebärenden um 17 Prozent[29]. Es gibt nur ganz wenige Krankenhäuser, die mit dieser Methode Erfahrung haben.

6.2. Autogenes Training

Diese Entspannungstechnik ist seit vielen Jahren zur Behandlung von psychosomatischen Störungen (Schlaf- und Verdauungsstörungen, Herzklopfen, Unruhe, Angstzustände usw.) erfolgreich[30]. Der Vorteil dieser Methode liegt in der leichten Erlernbarkeit und ihrer Anwendbarkeit auch nach der Geburt.

Beim Autogenen Training lernt die Schwangere, sich mit einfachen Formeln (»Der rechte Arm ist ganz schwer« usw.) zu entspannen. Die nächste Stufe ist die Erfindung eigener Formeln (formelhafte Vorsatzbildung), die besonders während der Geburt sehr hilfreich sein können (z. B.»Meine Scheide ist ganz weit und weich«).

Kurse für Autogenes Training (AT) werden von Volksbildungseinrichtungen, Psychiatern und Psychologen veranstaltet. AT sollte in einer Gruppe erlernt werden. Der Austausch über körperliche und seelische Erfahrungen erleichtert den Lernprozeß.

6.3. Hypnose

Die Hypnose ist eine der ältesten Methoden zur Linderung der Geburtsschmerzen. Ähnlich dem Autogenen Training wird durch Beeinflußung des Unterbewußtseins Entspannung erzeugt. Die vorbereitenden Sitzungen sollten bereits während der Schwangerschaft erfolgen. Der Nachteil liegt in der Abhängigkeit von der hypnotisierenden Person[31].

6.4. Yoga

Durch Konzentrationsübungen für Körper und Seele soll ein Grad höheren Bewußtseins erreicht werden. Atemübungen, Diät und allgemeine Regeln der Lebensführung werden als wesentlich für die körperliche, seelische und geistige Gesundheit betrachtet. Yoga ist keine Methode, sondern eine Haltung. Frauen, die damit Erfahrung haben, können Yoga während der Schwangerschaft und Geburt nutzbringend einsetzen. Wer sich für Yoga erst zu interessieren beginnt, sollte aber speziell für Schwangere veranstaltete Kurse besuchen, um Yoga zu erlernen.

7. Medizinische Maßnahmen zur Schmerzstillung

7.1. Medikamente

Der Körper produziert ein eigenes Schmerzmittel (Endorphin), das dem Morphium ähnlich ist[32]. Diese natürliche Schmerzlinderung wird allerdings durch die Verabreichung von schmerzstillenden Medikamenten gestört und verliert an Wirksamkeit.

Das häufigste, in der Geburtshilfe angewandte schmerzstillende Medikament ist Pethidin (z. B. in *Dolantin, Alodan*). Es wirkt dämpfend auf den mütterlichen Organismus und geht durch die Plazenta auf das Ungeborene über. Wehenschwäche und Atemprobleme des Säuglings sind oft die Folge dieser Droge. Manchmal muß wegen starker Schmerzen trotz dieser Nebenwirkungen Pethidin verabreicht werden. In diesem Fall sollte aus Rücksicht auf das Baby das Medikament nicht mehr unmittelbar vor der Geburt verabreicht werden. Es dauert vier Stunden, bis die Hälfte der verabreichten Menge Pethidin im Körper abgebaut wird (Halbwertzeit).

7.2. »Schmerzlose Geburt« (Epiduralanästhesie)

Unter dem verführerischen Namen »Schmerzlose Geburt« hat die Epiduralanästhesie weite Verbreitung gefunden. Kaum eine Frau wird jedoch über die Folgen und möglichen Komplikationen aufgeklärt.

Bei der Epiduralanästhesie wird ein Betäubungsmittel in den Wirbelkanal gespritzt und der Unterleib durch Lähmung schmerzunempfindlich gemacht.

Die Nachteile stehen in keinem Verhältnis zu den Vorteilen.

Notwendig werden

– Intensive apparative Überwachung mittels Herzton-Wehen-Schreiber (CTG), da die Frau keine außergewöhnlichen Schmerzen als Anzeichen einer Störung spürt.
– Laufende Blutdruckkontrollen, da starke Blutdruckabfälle vorkommen können. Das führt häufig zu Schwindelanfällen, manchmal sogar zur Bewußtlosigkeit.
– Meistens ein Wehentropf, weil die Wehen an Zahl und Stärke abnehmen
– Oft wird zur internen Überwachung die Blase gesprengt
– Durch die Wehenmittel und die apparative Überwachung ist die Frau ans Bett gefesselt
– Die Frau verspürt keinen Preßdrang, da ihr Unterleib gefühllos ist. Das Baby wird bei seiner Geburtsarbeit von seiner Mutter allein gelassen.
– Es muß zusätzlich eine im Durchschnitt doppelt so lange Austreibungsphase erleiden
– Die Notwendigkeit einer Saugglocken- oder Zangengeburt ist wesentlich häufiger.
– Zusätzlich zu den »normalen« Nebenwirkungen treten oft noch tagelang andauernde Kopfschmerzen oder Lähmungen der Beine auf[33].

Wann ist eine Epiduralanästhesie gerechtfertigt?

– Wenn die Frau unvorbereitet ist und mit ihrer Angst und den Schmerzen nicht fertig wird
– Wenn die Frau die Geburt möglichst rasch und unbemerkt hinter sich bringen will
– Bei einem Kaiserschnitt ist die Epiduralanästhesie eine gute Möglichkeit für Mutter und Kind, die Zeit unmittelbar nach der Geburt ohne den störenden Einfluß von Narkosemitteln miteinander verbringen zu können[34].

7.3. Methoden der örtlichen Betäubung

Die örtliche Betäubung wird meistens in der letzten Phase der Geburt angewandt, wenn das Kind die Scheide und den Damm passiert. Der Sinn dieser Eingriffe ist fragwürdig. Fast alle Frauen empfinden den Durchtritt ihres Kindes zwar als schmerzhaft, aber durch die kurze Dauer und die aktive Mitarbeit beim Pressen wenig belastend.

Pudendusblockade
Ein Betäubungsmittel (Lokalanästhetikum) wird in die Gegend des Sitzbeinhöckers gespritzt. Dadurch wird die Nervenleitung des Schamnervs *(Nervus pudendus)* zu den äußeren Genitalien unterbrochen. Es ist nicht sinnvoll, diesen Eingriff für den Scheidendammschnitt oder zu einer Saugglocken- oder Zangengeburt zu verwenden. Die Betäubung des Dammes ist genauso wirksam.

Damminfiltration
Ein lokal wirkendes Betäubungsmittel wird dort in den Damm gespritzt, wo der Dammschnitt erfolgen soll. Dieser Eingriff ist nur dann notwendig, wenn ein vorzeitiger Scheidendammschnitt gemacht werden muß (siehe Kapitel C.8.2., siehe Seite 122). Bei richtiger Anwendung ist er harmlos. Nebenwirkungen sind sehr selten, wenn das Mittel in einer halbprozentigen Konzentration angewandt wird[35].
Die Infiltration des Dammes eignet sich auch zum Nähen des Dammschnittes (siehe Kapitel C.8.2., siehe Seite 122).

Parazervikalblockade
Diese Methode der Lokalanästhesie wurde nach zahlreichen Prozessen aufgegeben, die Eltern gegen Krankenhäuser oder Ärzte wegen geschädigter Kinder nach Parazervikalblockaden geführt haben. Neben dem Gebärmutterhals (= parazervikal) wird ein Mittel gespritzt, das die Schmerzleitung direkt an der Gebärmutter blockiert. Krankenhäuser, die diese Technik ausführen, sollten Sie meiden[36].

8. Medizinische Eingriffe während der Geburt

8.1. Öffnen der Fruchtblase (Blasensprengung, Amniotomie)

Die Fruchtblase bleibt meistens bis zum Ende der Eröffnungsperiode intakt. Bei einem normalen Geburtsverlauf ist es kaum notwendig, sie künstlich zu öffnen. Nur wenn die Blase bis zum Ende der Austreibungsperiode noch nicht geplatzt ist, muß sie aufgemacht werden. Dieser Eingriff ist vollkommen schmerzlos.

In der modernen Geburtshilfe wird die Fruchtblase aus drei Gründen künstlich vorzeitig gesprengt:

zur Einleitung der Wehen
In vielen Krankenhäusern wird die Geburt durch die Sprengung der Fruchtblase eingeleitet. Selbst wenn es einen triftigen Grund für die Einleitung gibt, sollte die Geburtseinleitung zunächst mit anderen Mitteln versucht werden (siehe Kapitel C.12., Seite 137 ff.).

zur Verstärkung der Wehen und Geburtsbeschleunigung
Wenn der kindliche Kopf direkt (ohne Fruchtwasserkissen) auf den Muttermund drückt, werden die Kontraktionen stärker. Eine Beschleunigung der Geburt ist nur dann gerechtfertigt, wenn die Geburt schon sehr lange gedauert hat und die Mutter erschöpft ist. Mangelnde Geduld des Krankenhauspersonals sollte kein Grund zur künstlichen Geburtsbeschleunigung sein, da auch die Verstärkung der Wehen ein Risiko darstellt.

Trotzdem ist dieser Eingriff in vielen Krankenhäusern schon bei einer Öffnung des Muttermunds von fünf Zentimetern und weniger üblich.

Je länger die Fruchtblase intakt bleibt, desto schonender ist die Geburt. Einrisse des Muttermundes sind seltener und die Belastung des kindlichen Kopfes ist geringer.

zur inneren Überwachung der kindlichen Herztöne (interne Kardiotographie)
Bei dieser Methode wird die Fruchtblase bei einer Muttermundweite von 3 bis 5 Zentimeter künstlich geöffnet, um am Kopf des Kindes eine sogenannte Kopfschwartenelektrode anbringen zu können. Bei einer normalen Geburt ist die interne Überwachung nicht notwendig. Sie sollte Fällen mit hohem Risiko vorbehalten sein (Frühgeburt, Schwangerschaftsvergiftung usw.). Selbst wenn der Einsatz der elektronischen Überwachung gerechtfertigt sein sollte, kann meistens gewartet werden bis die Blase spontan springt. Die Technik der externen Überwachung ist inzwischen so weit ausgereift, daß sie der internen gleichwertig ist (siehe Kapitel C.1.7., Seite 99).
Eine Untersuchung der Universitäts-Frauenklinik in Graz (Österreich) hat ergeben, daß eine vorzeitige Blasensprengung selbst bei Geburten, bei denen keine Komplikationen zu erwarten waren, in vielen Fällen zu einem Risiko führte. Das Risiko ist um so geringer, je weiter der Muttermund geöffnet ist. Bei Frauen, die ihr erstes Kind gebären, liegt die Risikogrenze bei 7 cm, bei Mehrgebärenden bei 4 cm. Die zu frühe Blasensprengung hat eine Häufung von geburtshilflichen Eingriffen zur Folge (Einsatz von Wehen- und Schmerzmitteln, Saugglocken-, Zangen- und Kaiserschnittgeburten). Bei der Mutter treten häufiger Verletzungen der Scheide und des Muttermundes auf[37].

Ratschläge:

– Wenn es einen medizinischen Grund zur Blasenöffnung gibt, sollte die Gebärende nach der Muttermundweite fragen und verlangen, daß gewartet wird bis der Muttermund 7 cm (Erstgebärende) oder 4 cm (Mehrgebärende) geöffnet ist.
– Wenn die Blase zur Geburtseinleitung gesprengt werden soll, sollte man den Arzt fragen, warum er nicht andere Methoden der Geburtseinleitung, z. B. Medikamente, einsetzt (siehe Kapitel C.12.4., Seite 140).

8.2. Der Scheidendammschnitt

Der Scheidendammschnitt *(Episiotomie)* ist der häufigste medizinische Eingriff während der Geburt. In manchen Krankenhäusern wird er bei mehr als 90 Prozent der Frauen, die durch die Scheide gebären, routinemäßig angewandt. Die Befürworter argumentieren, daß dadurch das Gewebe rings um die Scheide nicht überdehnt wird und so Scheidendammrisse, Gebärmutter- und Scheidensenkungen vermieden werden.

Eine Studie untersuchte bei mehr als 21000 Geburten aus Schädellage den Zusammenhang zwischen Scheidendammschnitten und Dammrissen dritten Grades (die Haut, das Unterhautgewebe und der Afterschließmuskel sind eingerissen). Ein Scheidendammschnitt war nur bei 28,4 Prozent der Frauen notwendig. Von den restlichen 71,6 Prozent ohne Scheidendammschnitt hatten lediglich 0,9 Prozent einen Dammriß dritten Grades. Verletzungen des Dammes gab es allerdings auch in der Gruppe der Frauen mit Scheidendammschnitt: 1,4 Prozent[38].

Aber auch die Sorge vor Scheiden- und Gebärmuttersenkungen scheint unbegründet. Eine Studie aus England zeigt, daß Gymnastik oder anderer Sport über einen längeren Zeitraum nach der Geburt (etwa ein Jahr) das Risiko einer Gebärmuttersenkung entscheidend verringert[39].

Obwohl ein Scheidendammschnitt, chirurgisch gesehen, ein kleiner Eingriff ist, beeinträchtigt er die Frauen sehr. Beschwerden beim Sitzen, Brennen nach dem Stuhlgang und dem Urinieren sind unvermeidlich. In der Folge sind Schmerzen beim Geschlechtsverkehr häufiger als nach Rißverletzungen[40].

Wann ist ein Dammschnitt gerechtfertigt?

– Bei Sauerstoffmangel des Kindes kurz vor dem Austritt aus der Scheide. Dann ist eine schnelle Geburtsbeendigung erforderlich.
– Im Falle einer Frühgeburt. Das Kind ist nicht ausgereift und daher weniger belastbar.
– Bei Beckenendlage (Steißgeburt) zur leichteren Geburt des nachfolgenden Kopfes.
– Bei Saugglocken- oder Zangengeburt.
– Wenn sich der Damm schlecht dehnt und große Verletzungen der Scheide zu erwarten sind.

- Wenn die Mutter aus medizinischen Gründen nicht pressen darf (Herz-, Augenleiden usw.).

Technik und Arten des Dammschnittes

Wenn beim Durchtritt des kindlichen Kopfes ein guter Dammschutz gemacht wird, entstehen meistens nur kleine Risse, die weniger weh tun und leichter heilen als ein Dammschnitt.

Ein zum richtigen Zeitpunkt ausgeführter Dammschnitt ist schmerzlos. Während einer Wehe ist das Dammgewebe durch die Blutleere schmerzunempfindlich. Arzt oder Hebamme können den richtigen schmerzfreien Zeitpunkt abwarten. Manchmal ist ein vorzeitiger Scheidendammschnitt notwendig. In diesem Fall wird eine örtliche Betäubung vorgenommen.

Das Nähen erfolgt ebenso in örtlicher Betäubung.

- *Seitlicher Dammschnitt (laterale Episiotomie)*
  Diese Methode hat den Vorteil, daß der After nicht so leicht verletzt werden kann. Der Schnitt wird schräg von der Scheide zum Oberschenkel geführt. Für die Frau hat er den Nachteil, daß er langsamer heilt, weil die Verletzung tief und groß ist.
  Sinnvoll ist der seitliche Dammschnitt nur bei Steißlagen, Zangen- oder Saugglockengeburten und wenn der Damm zu kurz ist.

- *Mittlerer Scheidendammschnitt (mediane Episiotomie)*
  Die Schnittführung in der Mitte ist für die Frau viel angenehmer. Die Wunde befindet sich direkt am weniger empfindlichen Damm, ist kleiner und heilt leichter [41].
  Allerdings besteht hier die Gefahr, daß der After verletzt wird.

In den letzten Jahren hat sich die Verwendung eines Fadens aus organischem Material *(Catgut)* zum Nähen des Dammschnitts durchgesetzt. Dieses Material löst sich selbst auf, und es müssen keine Fäden gezogen werden. Der Nachteil ist, daß Abstoßreaktionen des Körpers und dadurch eine Entzündung der Wunde veruracht werden können.

Als Alternative kann die Haut am Damm mit Seide genäht werden. Seidennähte werden nach 5 Tagen entfernt. Lediglich die Naht in der Scheide muß mit Catgut genäht werden.

Eine neue Methode, die große Vorteile für die Frau hat, für den Arzt allerdings einige Minuten Mehrarbeit bedeutet, wird noch kaum angewandt. Bei der sogenannten Intrakutannaht wird ein fortlaufender Faden knapp unter der Oberfläche der Haut geführt und die Wundränder zusammengezogen [42].

Ein Dammschnitt ist seltener notwendig, wenn
- während der Schwangerschaft der Scheideneingang, der Damm, die kleinen und die großen Schamlippen mit Weizenkeimöl massiert werden.
- die Hebamme / der Geburtshelfer besonders beim Durchtritt der Schultern geduldig und sorgfältig vorgehen.

Die Schwangere kann vor der Entbindung eine schriftliche Erklärung abgeben, daß sie einen kleinen Einriß selbst verantwortet. Dadurch kann sie einen routinemäßigen Dammschnitt verhindern.

8.3. Die Zangen- und Saugglockengeburt

Die Beendigung der Geburt mit Hilfe der Saugglocke (Vakuum) oder der Zange ist meistens erforderlich,
- wenn die Herztöne des Kindes einen Sauerstoffmangel signalisieren
- bei zu schwachen Preßwehen, weil die Mutter schon erschöpft ist
- bei einer ungünstigen Kopfhaltung des Kindes, die eine Geburt ohne Hilfe nicht ermöglicht.

Die Voraussetzungen für die Anwendung der Zange oder der Saugglocke sind ein vollständig eröffneter Muttermund und der Schädel am Beckenausgang.

Die Benützung der Zange und Saugglocke erfordert immer einen Dammschnitt. Vorher muß der Damm mit einem lokalen Betäubungsmittel gefühllos gemacht werden.

Zange

Die beiden Häften der Zange werden zwischen Scheidenwand und kindlichem Kopf eingeführt. Die Zange sollte unter kräftigem Zug wie ein Schutzhelm die Scheidenwände beiseite drücken und so dem Kopf mehr Raum verschaffen.

Die Zange kann zu einem zu frühen Eingreifen verleiten, weil der kindliche Kopf auch faßbar ist, wenn er noch nicht am Beckenausgang steht.

Saugglocke (Vakuumentbindung)

In den meisten Fällen ist die Benützung der Saugglocke schonender für Mutter und Kind. Bei dieser Methode wird ein Saugnapf am kindlichen Schädel festgemacht, an dem das Kind herausgezogen wird. Der Vorteil dieser Methode ist, daß die Mutter aktiv mitpressen kann. Die Belastung für das Kind ist durch die Mitarbeit der Mutter wahrscheinlich geringer.

Welche Methode ist besser?

Die wissenschaftlichen Vergleiche zwischen Saugglocke und Zange lassen noch keinen endgültigen Schluß zu, welche Methode besser ist. Verschiedene Untersuchungen deuten darauf hin, daß wahrscheinlich die Saugglocke der schonendere Eingriff für Mutter und Kind ist.
Eine vergleichende Studie an 304 Frauen am St. Mary's Hospital in Portsmouth, England, ergab, daß in der Gruppe der Vakuumentbindungen
– weniger Verletzungen der Geburtswege
– geringerer Blutverlust
– wesentlich weniger Vollnarkosen vorkamen.
Allerdings kam es in dieser Gruppe zu mehr Fällen leichter Gelbsucht. Die Zahl der Babys, die eine Behandlung wegen starker Gelbsucht benötigten, war in beiden Gruppen gleich[43].

8.4. Der Kaiserschnitt

Der Kaiserschnitt *(Sectio caesarea)* ist ein großer chirurgischer Eingriff und für Mutter und Kind sehr belastend. Krankenhäuser, in denen seine Notwendigkeit sorgfältig geprüft wird, kommen meistens mit einer Rate von 3 bis 5 Prozent aus. Die oberste vertretbare Grenze liegt laut Weltgesundheitsorganisation bei 10 Prozent (siehe Kapitel H.2., Seite 232 ff.).
Oft wird aber auch dann ein Kaiserschnitt vorgenommen, wenn es andere Möglichkeiten gäbe, die nur mehr Sorgfalt und Geduld erfordern (z. B. bei Beckenendlage bei Erstgebärenden, nach vorangegangener

Schnittentbindung). Meistens wird dabei mit der »Sicherheit des Kindes« argumentiert. Nicht selten steht aber – unausgesprochen – die Sicherheit des Arztes im Vordergrund. Entscheidet er sich für den Kaiserschnitt, kann ihm niemand vorwerfen, nicht »alles« getan zu haben. Obwohl das Risiko an den Folgen eines Kaiserschnitts zu erkranken oder zu sterben gering ist, ist es 10 mal größer als bei einer normalen Geburt [44].

In Nordamerika, wo Kunstfehlerprozesse an der Tagesordnung sind, wurde zum Thema Kaiserschnitt eine sogenannte »Consensus Conference« veranstaltet. Die Richtlinien, die bei dieser Zusammenkunft von Geburtshelfern, Epidemiologen, Anästhesisten und Konsumentengruppen erarbeitet wurden, sollen Geburtshelfern bei Kunstfehlerprozessen wissenschaftliche Rückendeckung geben und dadurch unnötige Kaiserschnitte in Zukunft vermeiden helfen [45].

Wann ist ein Kaiserschnitt gerechtfertigt?

– Bei einer plötzlichen, unerklärlichen Verschlechterung der kindlichen Herztöne, die sich trotz einfacher Maßnahmen wie Lagewechsel, Sauerstoff, warmes Bad nicht verbessern, wenn der Muttermund noch nicht vollständig eröffnet ist.
– Bei abnormer Schädeleinstellung des Kindes
Der Hohe Geradstand, der Tiefe Querstand (der Beckeneingang ist queroval, der Beckenausgang längsoval, in beiden Fällen steht der Kopf des Kindes um 90 Grad verdreht) und die Gesichtshaltung (bei Erstgebärenden) sind geburtsunmögliche Situationen. In vielen Fallen kann durch Aufstehen, Herumgehen und Entspannung eine Änderung der Fehlhaltung bewirkt werden.
– Wenn das Kind quer im Bauch der Mutter liegt (Querlage). Nur Kinder in Längslage können spontan geboren werden.
– Bei Beckenendlagen (= Steißlage, der Steiß wird zuerst geboren) bei Erstgebärenden mit einem mittels Ultraschall geschätzten Geburtsgewicht von über 3600 Gramm. Die Obergrenze liegt bei 4000 Gramm. Die 3600 Gramm entstehen durch die zehnprozentige Schwankungsbreite der Gewichtschätzung mittels Ultraschall [46].
– Bei Beckenendlagen vor der 32. Schwangerschaftswoche oder einem geschätzten Geburtsgewicht von weniger als 1500 Gramm.
– Bei einem abnormen Größenverhältnis zwischen mütterlichem Becken und kindlichem Kopf.
Wenn das Kind besonders groß ist, besteht die Gefahr, daß es nicht

durch das mütterliche Becken treten kann. In jedem Fall soll man abwarten und in aufrechten Positionen eine spontane Geburt versuchen.

– Bei zu engem Becken.
Wenn der äußere Durchmesser des Beckens *(conjugata externa)* weniger als 20 cm beträgt. Die Praxis hat gezeigt, daß immer wieder falsch gemessen wird. Wenn aus diesem Grund vom behandelnden Arzt ein Kaiserschnitt geplant ist, sollte unbedingt ein weiterer Gynäkologe aufgesucht und nochmals gemessen werden (siehe Kapitel B.2.2., Seite 24).

– Bei zu schwachen Wehen, die auch durch Wehenmittel nicht stärker werden.

– Bei vorliegendem Mutterkuchen *(Plazenta praevia)*
In diesem Fall verlegt der Mutterkuchen den Ausgang der Gebärmutter. Der natürliche Weg für das Kind ist versperrt. Eine tiefliegende Plazenta ist nur dann ein Grund für einen Kaiserschnitt, wenn starke Blutungen auftreten.

– Bei vorzeitiger Plazentalösung
Der Mutterkuchen löst sich in diesem Fall am Ende der Schwangerschaft oder während der Geburt von der Gebärmutterwand ab. Durch die starke Blutung besteht wegen Sauerstoffmangels große Gefahr für das Kind.

– Bei einem Vorfall der Nabelschnur
Die Nabelschnur kann beim Blasensprung vom abfließenden Fruchtwasser vor den Kopf des Kindes gespült werden. Sie kann durch den Schädel abgedrückt und die Sauerstoffversorgung unterbrochen werden.

– Bei einem drohenden Riß der Gebärmutter
Die Gründe sind zu starke Wehentätigkeit (oft bei Gabe von Wehenmitteln) und vorangegangene Operationen an der Gebärmutter (z. B. Kaiserschnitt).

– Wenn sich der Muttermund trotz ausreichender Wehen nicht öffnet.
Die Gründe sind oft starke Verspannung oder Vernarbung des Muttermundes nach früheren Geburten oder Operationen.

Technik des Kaiserschnitts

Beim Kaiserschnitt wird der Unterbauch durch Quer- oder Längsschnitt geöffnet. Anschließend wird durch einen Einschnitt der Gebärmutter im unteren Drittel das Kind herausgehoben. Der Längsschnitt sollte nur in Ausnahmefällen angewandt werden (bei früherem Längsschnitt, vorangegangener Unterbauchoperation, Dickleibigkeit).

Der Querschnitt *(Pfannenstiel)* ist für die Mutter viel angenehmer, weil er am Oberrand der Schambehaarung angesetzt wird und später kaum sichtbar ist. Der oft angewandte Längsschnitt hat auch in Notfällen keine entscheidenden Vorteile. Die Operationsdauer von Beginn der Operation bis zur Geburt des Kindes verlängert sich beim Querschnitt um etwa 30–60 Sekunden. Im angloamerikanischen Raum werden fast ausschließlich Pfannenstielschnitte gemacht.

Bei geplanten Kaiserschnitten ist es unbedingt notwendig, die natürlichen Wehen abzuwarten. Sie sind zur Anpassung des Kindes an das Leben außerhalb des Mutterleibes von grundlegender Bedeutung. Der Streß der Wehen ist für die Lungenfunktion und zur Adrenalinbildung wichtig[47].

Üblicherweise wird der Kaiserschnitt in Vollnarkose durchgeführt. Die für die Mutter schonendere Epiduralanästhesie wird selten angewandt.

Epiduralanästhesie bei Kaiserschnitt

Der größte Teil dieser Methode ist die wesentlich geringere Beeinträchtigung der Mutter während der Geburt, unmittelbar danach und im Wochenbett. Bei einer Vollnarkose »verschläft« die Frau die Geburt. Der Kontakt zu ihrem Kind kann erst viel später stattfinden. Bei der Epiduralanästhesie ist nur der Unterleib betäubt (siehe Kapitel C.7.2., Seite 117), der mütterliche und kindliche Kreislauf werden weniger belastet.

Die Vorteile sind:

– Die Mutter kann die Geburt bei vollem Bewußtsein miterleben.
– Sie kann sich unmittelbar nach der Geburt um ihr Kind kümmern und sofort stillen.
– Das Gefühl des »Krankseins« ist viel geringer, ebenso die Schmerzen in den ersten Stunden nach der Geburt.
– Weniger Komplikationen nach dem Eingriff (weniger Fieber, Erschöpfung und Darmfunktionsstörungen)[48]

Ratschläge:

– Wer in einem Krankenhaus entbinden will, sollte sich vorher vergewissern, wie hoch die Kaiserschnittrate ist. Sie sollte nicht mehr als zehn Prozent betragen.

– Wenn ein Kaiserschnitt geplant ist, die Begründung aber nicht in dieser Liste aufscheint, sollte der Arzt nach seinen Beweggründen gefragt werden. Im Zweifelsfalle ist es von Vorteil, einen zweiten Gynäkologen zu konsultieren.

– Auch wenn ein zu enges Becken festgestellt wurde, sollte es von einem zweiten Arzt nachgemessen werden. Es gibt manchmal Irrtümer.

– Bei Beckenendlage (Steiß) sollte keinesfalls routinemäßig ein Kaiserschnitt gemacht werden.

– Ein Kaiserschnitt beim ersten Kind ist kein Grund für eine Wiederholung beim zweiten.

– Wenn ein Kaiserschnitt geplant ist, sollte der Wunsch nach einem Querschnitt *(Pfannenstiel)* statt eines Längsschnitts oder nach einer Epiduralanästhesie mit dem Arzt besprochen werden.

– Wenn eine Vollnarkose gemacht werden muß, sollte rechtzeitig geklärt sein, wer das Kind nach der Geburt betreuen wird (Partner, Mutter, Freundin). Körperkontakt ist besonders für Kaiserschnittkinder wichtig.

– Der Kaiserschnitt ist kein Stillhindernis. Anlegen nach der Geburt ist selbst nach einer Vollnarkose möglich, sobald die Mutter dazu in der Lage ist.

9. Was ist eine Risikogeburt?

Der Begriff der Risikogeburt wird in der modernen Geburtshilfe viel zu rasch angewendet. Die Ausbildung der Ärzte verleitet sie, bei jeder Geburt Komplikationen zu erwarten [49]. Die Möglichkeit einer Komplikation gibt es immer. Das bedeutet aber nicht, daß man jede Geburt wie einen Risikofall behandeln soll. Wichtig ist nur, darauf vorbereitet zu sein und eingreifen zu können, wenn es notwendig ist. Die negative Erwartungshaltung und die daraus resultierenden Maßnahmen, erzeugen oft erst das Risiko, das dann mit technischer Hilfe behandelt werden muß.

Geburten, die eine besondere Vorbereitung und Betreuung brauchen:

- *Frühgeburt*
Eine schonende Entbindung ist für das kleine Kind besonders wichtig. Die Mutter sollte möglichst kein Medikament nehmen. Ein Dammschnitt ist unerläßlich. Ein Kinderarzt und eine Intensivstation für Neugeborene sollten zur Verfügung stehen.

- *Zwillingsgeburt*
Die Zwillingsgeburt erfordert neben der Hebamme die ständige Anwesenheit eines erfahrenen Geburtshelfers. Die Kontrolle der Herztöne ist oft schwieriger. Wenn das erste Kind geboren ist und sich das zweite in Querlage befindet, ist sofortige medizinische Hilfe notwendig. Manchmal kann der Geburtshelfer eine Wendung des Babys im Mutterleib machen, oft ist aber auch ein Kaiserschnitt notwendig.

- *Rhesusunverträglichkeit*
Ein negativer Rhesusfaktor in der Schwangerschaft hat nur dann eine Bedeutung, wenn die Mutter Rhesusantikörper im Blut hat. Das wird

bei speziellen Untersuchungen schon während der Schwangerschaft festgestellt. In diesem Fall muß das Kind beobachtet werden und die Möglichkeit des sofortigen Blutaustausches gegeben sein.

– *Mißbildungen*
Wenn Hinweise auf eine kindliche Mißbildung bestehen (Ultraschall, zuviel Fruchtwasser), sollte das Kind unbedingt unter sterilen Bedingungen geboren werden. Es gibt viele Mißbildungen, die operiert werden können. Oft sterben diese Kinder nach der Operation an Infektionen, die bei der Geburt entstanden sind. Ein steriler Transport an eine kinderchirurgische Abteilung muß sofort möglich sein. Mutterkuchen und Eihäute müssen steril mitgeschickt werden.

– *Beckenendlage (Steißgeburt)*
Die Beckenendlage gehört eigentlich nicht in diese Risikoliste. Trotzdem wird sie fast immer als besonderes Risiko behandelt. Diese Fehleinschätzung ist ein ärztliches Problem, aber kein medizinisches. Viele Geburtshelfer haben Angst vor einer Steißlagengeburt und machen zur »Vorsorge« einen Kaiserschnitt.
Zahlreiche Untersuchungen weisen nach, daß eine Steißgeburt im allgemeinen keine Gefährdung des Kindes bedeutet, wenn zwei wichtige Kriterien beachtet werden (siehe Kapitel C.8.4., Seite 125):
– Wenn das Kind eine Frühgeburt vor der 32. Schwangerschaftswoche ist, oder das geschätzte Gewicht weniger als 1500 Gramm beträgt, muß ein Kaiserschnitt gemacht werden.
– Das gleiche gilt bei der ersten Schwangerschaft, wenn das Geburtsgewicht des Kindes auf mehr als 3600 Gramm geschätzt wird.

10. Das Frühgeborene

Ein Kind, das weniger als 2500 Gramm wiegt und vor der 37. Schwanger-schaftswoche zur Welt kommt, wird als Frühgeburt bezeichnet. Der Rei-fegrad des Kindes hat jedoch in manchen Fällen mit der Dauer der Schwangerschaft und dem Gewicht des Kindes nichts zu tun. Ein klei-nes, untergewichtiges Baby kann unter Umständen durchaus ohne In-tensivbetreuung lebensfähig sein.
Frühgeborene Kinder sind Sorgenkinder. Ihre Sterblichkeit liegt zehn-mal höher als die reifer Neugeborener.
Alle Organe sind noch unreif:
– Oft können die Lungen noch nicht ohne Unterstützung arbeiten
– Leber und Nieren sind nicht in der Lage ihre Entgiftungsfunktion voll aufzunehmen
– Der Saugreflex funktioniert oft noch nicht
– Die körpereigene Fettschicht ist zu dünn, der Körper kann seine Tem-peratur nicht halten
– Das Abwehrsystem ist sehr schwach (hohe Infektionsgefahr).
Aus all diesen Gründen brauchen »Frühchen« eine spezielle Betreuung, die schon bei der Geburt beginnen muß.
Je schonender ein unreifes Kind zur Welt kommt, desto größer sind seine Überlebenschancen. Starke, schmerzstillende Medikamente be-einträchtigen die Atmung, die Temperaturregulation und den Blutkreis-lauf. Sie sind bis zu vier Tage nach der Geburt im kindlichen Körper nachweisbar[50]. Es ist ein alter Aberglaube, daß Frühgeborene, weil der Kopf so klein ist, keinen Dammschnitt brauchen. Gerade sie müssen unbedingt mit Dammschnitt geboren werden. Babys in Beckenendlage vor der 32. Schwangerschaftswoche oder mit weniger als 1500 Gramm müssen mit Kaiserschnitt entbunden werden (siehe Kapitel C.8.4., Seite 125).

Der Lebensstart eines frühgeborenen Kindes ist von vielen Schwierig-keiten gekennzeichnet. Manchmal dauert es Jahre, bis sie ganz über-wunden sind. In einigen Fällen sind die Schäden und Folgeerkrankun-gen der Grund für leichte bis schwere Behinderungen dieser Kinder. Um so wichtiger ist die richtige Betreuung frühgeborener Babys nach der Geburt. Die drei größten Probleme: Atmung, Ernährung und Tem-peratur konnten durch den technischen Fortschritt der letzten zehn Jahre weitgehend gelöst werden. Der Inkubator, ein »künstlicher Mut-terleib«, bietet dem Kind optimale Temperatur, Feuchtigkeit und Sauer-stoff. Die Ernährung erfolgt mit Muttermilch durch eine Sonde. Ein großes Problem bleibt im Brutkasten allerdings ungelöst: Der für das Gedeihen des Babys so wichtige Kontakt zur Mutter ist nur sehr einge-schränkt möglich. Es kann ihre Stimme, ihre Berührung – wenn über-haupt – nur wenige Stunden am Tag erleben. Den Rest der Zeit ver-bringt es ohne Anregung völlig isoliert in einem Glaskasten.

Die sogenannte »Känguruh-Methode«, die in Kolumbien erfunden wurde, hat sich bisher in Europa nicht durchgesetzt und wird nur an ganz wenigen Krankenhäusern (z. B. im Londoner Hammersmith-Kranken-haus) praktiziert[51]. Dr. Edgar Rey und Dr. Hector Martinez haben im Juan-de-Dios-Krankenhaus in Bogota eine verblüffend einfache Me-thode entdeckt, um frühgeborene Kinder erfolgreich zu behandeln. Der Mangel an teuren Brutkästen brachte sie auf die Idee, die Mütter als Wärmespender einzusetzen. Die Säuglinge wurden Tag und Nacht am Körper getragen und hatten eine gleichmäßige Temperatur von 36–37 Grad Celsius. Zusätzlich konnten die meisten dieser Kinder durch die Dauerstimulierung an der Mutterbrust selber trinken und be-kamen ihren Infektionsschutz im »Dauertropf« durch die Muttermilch verabreicht.

Alle Nachteile des Inkubators, wie Isolation durch den Mangel an Ge-räuschen, Stimmen und Berührung, die Infektionsgefahr in einer nor-malen Umgebung nach dem sterilen Schutz des Brutkastens fielen weg. Dementsprechend beeindruckend waren die Ergebnisse. 95 Prozent der Kinder, die 1980 nach dieser Methode behandelt wurden, leben heute noch. Während früher die Hälfte der Brutkastenkinder starb, kamen mit der Känguruh-Methode sogar drei von vier schwächsten Babys, die weniger als 1000 Gramm wogen und kaum Überlebenschancen hatten, durch. Die dauernde Nähe der Mutter, das beruhigende Geräusch ihres Herzschlags und ihrer Stimme sind wahrscheinlich ausschlaggebend für den Erfolg dieser Behandlung von Frühgeborenen.

Die UNICEF (United Nations Children's Fund) sieht die Bedeutung dieser Methode vor allem für Entwicklungsländer. Eine kritische Einstellung zur Verwendung des Inkubators in unserem Kulturkreis ist vorläufig kaum vorhanden.

Ratschläge:

– Eine gute Geburtsvorbereitung ist wichtig. Wenn das Baby trotzdem zu früh auf die Welt kommt, können Mutter und Geburtshelferteam ihm zu einer leichteren Geburt verhelfen.

– Wenn die Geburt mit einem vorzeitigen Blasensprung beginnt, sollte die Mutter liegend ins Krankenhaus gebracht werden.

– Falls die Möglichkeit besteht, sollte eine Klinik mit einer angeschlossenen Frühgeburtenabteilung gewählt werden, damit ein zu früh geborenes Kind nicht von der Mutter getrennt werden muß.

– Kann die Mutter nicht gemeinsam mit ihrem Baby aufgenommen werden, sollte sie so oft wie möglich ihr Kind besuchen, im Brutkasten angreifen, streicheln und mit ihm sprechen.

– Die Eltern sollten sich nicht von Bemerkungen wie »Das Kind spürt das ja ohnehin nicht« davon abhalten lassen, ihrem Baby Zuwendung zu geben.

– Ein Gespräch mit dem Kinderarzt kann klären, ob das Baby das Krankenhaus gemeinsam mit der Mutter verlassen kann, sobald es spontan trinken kann, selbst wenn es noch nicht das übliche Entlassungsgewicht erreicht hat.

11. Die Geburt nach dem Termin (Übertragung)

Eine normale Schwangerschaft dauert zehn Mondmonate (280 Tage) plus/minus 14 Tage[52]. Die Weltgesundheitsorganisation definiert die Übertragung wie folgt: Eine Tragzeit von 42 Wochen und mehr (über 293 Tage) heißt Geburt nach dem Termin.

Die echte Übertragung ist sehr selten. Die Angaben schwanken zwischen 2,5 und 5 Prozent[53]. Mehr als die Hälfte aller Berechnungen von Übertragungen beruhen auf Irrtümern. Als Berechnungsgrundlage des Geburtstermins dient der Monatszyklus der schwangeren Frau, der mit 28 Tagen angenommen wird. Hier liegt eine der häufigsten Fehlerquellen. Viele Frauen haben kürzere oder längere Abstände zwischen den Blutungen (Dauer des Zyklus = der erste Tag der Regel bis zum Anfang der nächsten Regel). Wenn es Aufzeichnungen darüber gibt oder sich die Frau erinnern kann, sollte man das berücksichtigen.

Durch eine Übertragung kann es zur Mangelfunktion des Mutterkuchens kommen. Das Kind wird nicht mehr ausreichend ernährt und mit Sauerstoff versorgt.

Wenn der Geburtstermin 10 Tage überschritten ist, kann man mit verschiedenen Methoden feststellen, ob es dem Kind noch gut geht oder ob die Geburt eingeleitet werden soll:

– *Fruchtwasserspiegelung (Amnioskopie)*
  Ein Metallrohr wird durch die Scheide in den Muttermund, der bereits etwas geöffnet sein muß, eingeführt. Der Arzt kann die Farbe des Fruchtwassers beurteilen. Wenn kindlicher Stuhl *(Mekonium)* eine Grünfärbung verursacht, ist das ein Zeichen von Sauerstoffmangel. Zusätzlich ersieht der Arzt aus dem Vorhandensein von Geburtsschmiere, ob das Kind übertragen ist (das Fehlen von Geburtsschmiere ist ein Übertragungszeichen). Diese Untersuchung sollte

alle zwei Tage wiederholt werden. Die mehrmalige Fruchtwasserspiegelung wirkt oft wehenauslösend.

- *Herzton-Wehen-Schreiber (Kardiotokograph, CTG)*
  Durch eine halbstündige Kontrolle jeden zweiten Tag mit dem CTG können die kindlichen Herztöne überprüft werden. Bei Unklarheiten muß zusätzlich ein Oxytocinbelastungstest gemacht werden (siehe Kapitel C.12.1., Seite 137).

12. Die eingeleitete Geburt

12.1. Selbsthilfemaßnahmen zur Einleitung der Geburt

Wenn der Geburtstermin überschritten ist, kann man mit einfachen Mitteln versuchen, die Wehen in Gang zu setzen.

– *Hungern und Dursten*
Eine alte Hebammenweisheit empfielt 48 Stunden nichts zu essen und zu trinken. In vielen Fällen kommt es dadurch zu spontanen Wehen. Bei Schwangerschaften, die mehr als eine Woche Überzeit haben, kann durch diese Fastenkur ein Erfolg von 80 Prozent erzielt werden. Gesundheitliche Schäden für das Neugeborene treten nicht auf[54].

– *Reizung der Brustwarzen*
Die Reizung der Brustwarzen durch Saugen oder Reiben mit den Fingern führt zur Kontraktion der Gebärmutter. Allerdings erfordert diese Methode Geduld: mehrmals täglich müssen die Brustwarzen stimuliert werden bis Wehen auftreten. Wenn nach etwa 15 bis 20 Minuten keine Kontraktionen spürbar sind, sollte man am nächsten Tag neuerlich versuchen, die Wehen auf diese Art anzuregen. Diese Methode wird zunehmend zur Kontrolle der Belastbarkeit des Kindes bei Geburtsterminüberschreitung benützt[55].

– *Sex*
Der männliche Samen enthält ein Hormon *(Prostaglandin)*, das Wehen auslösen kann. Geschlechtsverkehr kann, wenn man Lust dazu hat, ein gutes Mittel sein, die Geburt in Gang zu bringen. Infektionsgefahr besteht, solange kein Blasensprung stattgefunden hat, keine (siehe Kapitel B.5., Seite 37).

− *Einlauf*

Ein Einlauf aus einem Liter warmen Wasser unter Zusatz von 2 bis 3 Eßlöffel Kochsalz kann durch Nervenreizung Wehen auslösen. Ein heißes Vollbad unterstützt die Wirkung[56].

12.2. Die »programmierte« Geburt

Die künstliche Einleitung der Geburt ist ein massiver Eingriff in die Natur und sollte nicht ohne medizinische Begründung vorgenommen werden.
Wehen nach einer Geburtseinleitung sind meistens schmerzhafter, weil der Muttermund oft noch nicht weich ist, und die Kontraktionen überfallartig und stärker sind. Dadurch kann es auch leichter zu Einrissen des Gebärmutterhalses kommen. Zusätzlich dauert die Geburt länger. Bei der programmierten Geburt erfolgt die künstliche Einleitung der Wehen, ohne daß ein medizinischer Grund vorliegt, deshalb ist sie abzulehnen. Die Vorteile wiegen die Nachteile nicht auf. Die Frau kennt zwar ihren Geburtstermin genau und kann sich vielleicht besser darauf einstellen; die Geburt findet zu einem Zeitpunkt statt, der für die Krankenhausorganisation am günstigsten ist. Dieser Eingriff in die Natur muß aber meistens mit Komplikationen während der Geburt bezahlt werden (siehe Kapitel C.12.4., Seite 140).

12.3. Wann ist die künstliche Einleitung der Wehen gerechtfertigt?

− *Bei mangelhafter Funktion des Mutterkuchens*[57]
wird das Kind nicht mehr ausreichend mit Sauerstoff und Nahrung versorgt. Wenn der Arzt einen solchen Mangel feststellt, sollte er gefragt werden, wie er zu seiner Diagnose gekommen ist. Es gibt mehrere Methoden, die aber nur miteinander kombiniert, eine gültige Aussage erlauben:
1. Die Plazentahormonbestimmung (siehe Kapitel B.6.5., Seite 45),

2. Der Oxytocinbelastungstest (dabei wird ein Wehenmittel gespritzt und gleichzeitig die Herztätigkeit des Kindes überwacht).

Mit der Ultraschalluntersuchung allein läßt sich die Funktion des Mutterkuchens nur sehr ungenau bestimmen. Jeder zweite Fall wird falsch beurteilt[58].

– *Bei Übertragung*
Die echte Übertragung ist ganz selten. Häufig kommen drei Wochen nach dem Termin normal große Kinder ohne Übertragungszeichen zur Welt. Das liegt vor allem daran, daß sich der Geburtstermin häufig nicht zweifelsfrei errechnen läßt. Ist der errechnete Termin klar, sollte 14 Tage später die Geburt eingeleitet werden, da danach das statistische Risiko für das Kind erheblich steigt[59]. Ob der Mutterkuchen noch ausreichend funktioniert, läßt sich durch wiederholte Fruchtwasserspiegelungen *(Amnioskopie)*, Kontrollen mit dem Herzton-Wehen-Schreiber *(CTG)* für eine halbe Stunde und Plazentafunktionstests kontrollieren.

– *Bei Schwangerschaftsvergiftung (EPH-Gestose)*[60]
Wenn durch die Schwangerschaftsvergiftung die Plazenta das Kind nicht mehr ausreichend versorgt, muß die Schwangerschaft beendet werden. Außerdem bedeutet eine Schwangerschaftsvergiftung auch für die Mutter eine Gefahr. Bei einer Gestose, die mit Medikamenten nicht mehr beherrschbar ist (siehe Kapitel B.7.5., Seite 55), kann es zu schweren Nieren- und Leberschäden, aber auch zu Krampfanfällen mit Bewußtlosigkeit (bis zum Tod) kommen.

– *Bei Zuckerkrankheit der Mutter*[61]
Kinder von zuckerkranken Müttern werden besonders groß (weit über vier Kilo). Die Einleitung der Geburt vor dem Termin ist häufig notwendig, weil der kindliche Kopf sonst das Becken nicht mehr passieren kann.

– *Bei starker psychischer oder körperlicher Erschöpfung* der Mutter. Eine erschöpfte, nervöse Mutter ist ein größeres Risiko als der künstliche Wehenbeginn.

12.4. Methoden der Geburtseinleitung

Medikamente

Die häufigste Art der Geburtseinleitung ist der Wehentropf. Ein Hormon *(Oxytocin)*, das der Körper bei einer spontanen Geburt selbst produziert, wird in kleinster Dosierung in die Vene gespritzt und löst Wehen aus.

Künstlich erzeugte Wehen beanspruchen die Gebärmutter wesentlich mehr. Es können Nachgeburtsblutungen auftreten, weil sich die Gebärmutter nicht richtig zusammenzieht.

Eine neue und wahrscheinlich bessere Methode, die sich erst langsam durchsetzt, ist die Einleitung der Geburt durch *Prostaglandine*[62]. Prostaglandine sind Hormone, die im männlichen Samen vorkommen und wehenerzeugend wirken. In manchen Kulturen ist es deshalb üblich, die ersten Kontraktionen durch Geschlechtsverkehr herbeizuführen. Der große Vorteil dieses Hormons besteht darin, daß es gleichzeitig den Muttermund weich macht. Der Nachteil: *Prostin E2* (das derzeit am häufigsten verwendete Präparat) wird in Tablettenform in die Scheide eingeführt und kann deshalb nicht so genau wie der Wehentropf dosiert werden. In seltenen Fällen kann ein »Wehensturm« entstehen, der dann wiederum mit Wehenhemmern gedämpft werden muß.

Blasensprengung

Eine Geburtseinleitung durch Öffnung der Fruchtblase ist nicht vertretbar (siehe Kapitel C.8.1., Seite 120).

D. Die Zeit nach der Geburt

1. Der erste Eltern-Kind-Kontakt (Bonding, Sensitive Phase)

Unmittelbar nach der Geburt beginnt zwischen der Mutter (den Eltern) und dem Baby eine intensive Beziehung, die einen großen Einfluß auf die seelische Entwicklung und das spätere soziale Verhalten des Kindes hat. In den ersten Stunden ist die neue Familie besonders empfänglich füreinander. Die Bindung, die jetzt entsteht, ist später nur sehr mühevoll nachzuholen.

In fortschrittlichen Kliniken wird das Neugeborene den Frauen auf den Bauch gelegt. Auch das wäre nicht notwendig. Wenn das Baby geboren ist, nehmen die meisten Frauen von sich aus, wenn sie Gelegenheit dazu bekommen, ihr Kind in die Arme. Die ersten Berührungen sind oft noch zaghaft und vorsichtig. Der kleine neue Mensch ist fremd und überwältigend nahe zugleich. Zeit, Ruhe und gedämpftes Licht sind die besten Voraussetzungen, um diese neue Beziehung wachsen zu lassen. Mutter (Eltern) und Kind sollen die Gelegenheit haben, sich zu erobern, ein Gefühl füreinander zu entwickeln, das ein Leben lang bestehen bleiben kann.

In den vergangenen 40 Jahren haben Wissenschaftler (Bowlby 1958, Spitz 1967, Kennell und Klaus 1970) die Bedeutung dieser ersten Eltern-Kind-Bindung erforscht. Mehrere Untersuchungen zeigen, daß frühgeborene Kinder und solche, die aus anderen Gründen die erste Zeit nach der Geburt von ihren Müttern getrennt im Krankenhaus zubringen, später häufiger geschlagen werden und an Entwicklungsstörungen ohne Vorliegen einer organischen Erkrankung leiden als Kinder, die bei ihren Müttern bleiben konnten[1]. Kennell und Klaus fanden in einer Studie heraus, daß Mütter, die in den Tagen nach der Geburt ausreichend Kontakt zu ihren Kindern hatten (16 Stunden mehr als eine Vergleichsgruppe), sich wesentlich liebevoller um ihre Babys kümmerten. Sie nahmen sie häufiger in die Arme, wenn sie schrien, obwohl sie gefüttert und gewickelt waren, blieben bei Untersuchungen körperlich näher und trösteten sie. Bei den Mahlzeiten verwendeten die »Mehrkontakt-Mütter« entschieden mehr Zeit, mit ihren Babys zu schmusen, und hielten sie dabei so, daß sie ihnen ins Gesicht schauen konnten. Diese Verhaltensweisen zeigten sich auch noch bei einer Untersuchung ein Jahr später. Zwei Jahre später schlossen die Autoren aus der Beobachtung, wie die Mütter mit ihren Kindern sprachen, daß die vermehrte Zuwendung der Geburt immer noch einen Einfluß hatte[2].

Auch aus weiteren Studien[3] geht hervor, daß eine kindliche Schädigung durch mangelnden Kontakt nach der Geburt möglich ist. Die spätere emotionelle Entwicklung des Kindes hängt jedoch in großem Ausmaß davon ab, ob es der Mutter (Vater) gelingt, diesen Mangel durch vermehrte Zuwendung und Körperkontakt auszugleichen. Es gibt keinen einzigen Beweis dafür, daß es sinnvoll ist, gesunde Kinder und gesunde Mütter nach der Geburt zu trennen. Das gelegentlich immer noch angeführte Argument der Infektionsgefahr ist eindeutig widerlegt. Das Gegenteil ist richtig. Die von der Mutter getrennten Kinder haben im Kinderzimmer ein höheres Infektionsrisiko *(Hospitalismus)*[4,5].

Ratschläge:

– Man sollte sich vor der Geburt versichern, ob es im Krankenhaus der Wahl möglich ist, das Kind nach der Geburt ungestört bei sich zu behalten.
– Wenn das Kind gesund ist, sollte sich die Mutter dagegen wehren, daß es routinemäßig für einige Stunden ins Kinderzimmer »zur Beobachtung« muß. In den seltenen Fällen einer Störung wird ihr ein Warnsignal (z. B. wenn das Kind blau wird) sicher nicht entgehen.
– Die Mutter sollte darauf dringen, ihr Kind in der Nacht behalten zu können (siehe Kapitel D.3., Seite 146).
– Wenn das Kind auf eine Intensivstation gelegt werden muß, sollte die Mutter versuchen, zumindest im selben Krankenhaus mitaufgenommen zu werden.
– Wenn das nicht möglich ist, sollte sie ihr Kind so oft und so lange sie kann besuchen (siehe Kapitel C.10., Seite 132ff.).
– Sobald das Kind nach Hause darf, sollte es viel Körperkontakt und Zuwendung bekommen.
– In einem Tragetuch sollte der Säugling so oft und so lange wie möglich

am Körper getragen werden. Viele Mütter und Väter haben die Erfahrung gemacht, daß ihr Baby sie weder bei der Hausarbeit noch beim Einkaufen stört.

– Wenn Eltern möchten, können sie ihr Kind ruhig in ihrem Bett schlafen lassen. Die Gefahr, es zu verwöhnen oder zu erdrücken, besteht nicht.

2. Die ersten Stunden

Es gibt keinen Grund, ein gesundes Kind nach der Geburt von seiner Mutter zu trennen. Die übliche Untersuchung eine, fünf und zehn Minuten nach der Geburt (Apgar-Score), die Aufschluß über die Vitalität des Kindes gibt, rechtfertigt nicht eine Trennung von der Mutter. Alle Punkte dieser Untersuchung (Aussehen, Atmung, Herzfrequenz, Reflexe, Muskelaktivität) können vorgenommen werden, während das Neugeborene auf dem Bauch seiner Mutter liegt.

Es ist eine häufig gepflogene Unsitte, spätestens eine halbe Stunde nach der Geburt das Baby zu einer Untersuchung wegzunehmen. Ein gesundes Kind kann ebenso nach einigen Stunden oder am nächsten Tag vom Kinderarzt angeschaut werden.

Meistens wird nach kurzer Zeit das Kind vom Krankenhauspersonal gewaschen und angezogen, weil es unterkühlen könnte. Diese Angst ist unbegründet. In einem warmen Raum, auf dem Bauch der Mutter, gut zugedeckt, kann nichts passieren. Die Körperwärme der Mutter ist besser als jedes Wärmebett.

Einige Zeit nach der Geburt löst sich der Mutterkuchen von der Gebärmutterwand ab und wird mit einer letzten Wehe ausgestoßen. Die Erfahrung hat gezeigt, daß durch das Stillen des Babys unmittelbar nach der Geburt die Ablösung und Ausstoßung des Mutterkuchens unterstützt wird. Die Ursache ist das Hormon Oxytocin, das durch das Saugen frei wird und ein Zusammenziehen der Gebärmutter bewirkt (siehe Kapitel D.7.5., Seite 164). Die natürliche Lösung und Ausstoßung ist für die Mutter schonender und der Erfahrung nach mit geringerem Blutverlust verbunden[7].

Wenn der Mutterkuchen nach eineinhalb bis zwei Stunden noch nicht ausgestoßen ist oder Blutungen auftreten, muß er in Narkose gelöst werden.

Frauen, die einen Dammschnitt gebraucht haben, müssen jetzt in Lokalanästhesie genäht werden (siehe Kapitel C.8.2., Seite 122).

Wenn der Vater bei der Geburt dabei ist, kann das eine gute Gelegenheit sein, das Baby zu baden. Alle Kinder lieben das warme Wasser, es erinnert sie an die Geborgenheit im Fruchtwasser.

Nach drei Stunden der Beobachtung im Gebärraum kann die Frau, wenn es ihr gut geht, nach einer ambulanten Geburt nach Hause gehen. Im Krankenhaus wird sie auf die Wochenbettstation gebracht.

Ratschläge:

– Wenn sich der Mutterkuchen nicht sofort löst, sollte, solange keine gefährliche Blutung auftritt, ein bis zwei Stunden mit einer operativen Plazentalösung gewartet werden.

– Man sollte sich vor der Geburt vergewissern, ob unmittelbar nach der Geburt eine genaue kinderärztliche Untersuchung vorgesehen ist (über den Apgar-Score hinausgehend). Ist das Kind gesund, kann die Mutter verlangen, daß es erst nach einigen Stunden untersucht wird und daß sie bei der Untersuchung dabei sein kann.

– Wenn sie ihr Kind längere Zeit lieber nackt auf dem Bauch behalten will, sollte sie versuchen, diesen Wunsch durchzusetzen.

– Daß das Baby noch im Geburtsraum warm gebadet wird, kann schon vor der Geburt ausgemacht werden.

3. Rooming-In

Rooming-In ist ein neuer Name für eine alte, natürliche Verhaltens-
weise, die in den letzten Jahrzehnten in Vergessenheit geraten ist. War
es früher eine Selbstverständlichkeit, daß Mutter und Kind nach der
Geburt zusammenbleiben, so kam die Schulmedizin auf die Idee, die
Kinder vor den mütterlichen Keimen zu schützen und sie zu trennen.
Obwohl längst erwiesen ist, daß die Infektionsgefahr im Kinderzimmer
durch die Krankenhauskeime wesentlich größer ist als durch die Mutter, gibt es immer noch einige Krankenhäuser, in denen diese Praxis
herrscht. Aber selbst wenn Rooming-In angeboten wird, heißt das
noch lange nicht, daß Mutter und Kind uneingeschränkt zusammen
sein können. Auf fast allen Geburtsstationen gibt es genaue Regeln,
wann und wie lange die Kinder im Zimmer der Mutter bleiben dürfen.
Nach neun Monaten Geborgenheit rund um die Uhr bleiben sie in der
Nacht fast überall allein und werden oft nicht einmal zum Stillen gebracht. Es kommt immer wieder vor, daß gesunde Neugeborene bis zu
vier Tagen nach der Geburt isoliert werden, »weil man sie beobachten
muß«.
Die Vorteile eines ungestörten Mutter-Kind-Kontaktes liegen auf der
Hand und sind durch zahlreiche wissenschaftliche Studien nachgewie-
sen:[8]
– Säuglinge, die immer bei ihren Müttern sind, weinen in der Nacht
   weniger und sind am Tag zufriedener.
– Infektionen des Säuglings sind seltener.
– Das Stillen ist leichter. Es gibt keine starren Fütterungszeiten, das
   Kind trinkt, wenn es Hunger hat und die Mutter es anlegen möchte.
– Mutter und Kind haben ausreichend Zeit, sich gegenseitig kennenzu-
   lernen.
– Das Leben mit den Neugeborenen ist zu Hause viel leichter, wenn im

Krankenhaus praktische Handgriffe wie Wickeln und Baden schon geübt wurden.

Ratschläge:

- Will die Mutter ihr Kind Tag und Nacht bei sich behalten, sollte sie dies schon vor der Geburt mitteilen und versuchen, sich mit dem Personal zu arrangieren.
- Wenn es keine Lösung gibt, findet sich vielleicht ein anderes Krankenhaus mit Rooming-In-Angebot.
- Ist kein Rooming-In vorgesehen, können die Mütter im Zimmer vielleicht gemeinsam durchsetzen, daß die Kinder dableiben dürfen. Oft hat die Krankenhausleitung nichts dagegen, wenn alle Beteiligten einverstanden sind.
- Mütter, die müde sind und sich ausruhen wollen, sollten ihr Kind ohne schlechtes Gewissen im Kinderzimmer abgeben. Eine gereizte, übermüdete Mutter ist schlechter für das Kind als ein paar Stunden der Trennung.

4. Die ersten Tage (Das Wochenbett)

Am ersten Tag hält meistens die Euphorie, ein Kind geboren zu haben, noch an. Es ist alles neu und berührend, die Phantasie der Monate davor ist Wirklichkeit geworden. Selbst Frauen, die eine schwere Geburt hatten, kennen diese Gefühle. Ein Teil dieses Gefühlshochs wird wahrscheinlich durch die Endorphine (Hormone, die der Körper während der Geburt zur Schmerzlinderung bildet) verursacht[9].

Mit dem Nachlassen der Spannung kommt fast immer die Müdigkeit und Erschöpfung von der anstrengenden Geburtsarbeit.

Die Zeit bis zum Milcheinschuß am zweiten oder dritten Tag ist meistens von unterschiedlichen Stimmungen begleitet. Die Freude über das Kind wechselt häufig mit Angst und Ernüchterung, was das im Alltag bedeuten kann. Diese Empfindungen lassen sich schlecht mit dem Klischee der glücklichen, strahlenden Mutter vereinbaren. In der Besuchszeit kommen dann meistens Verwandte und Freunde, für die man dieses Bild aufrechterhalten will.

Gleichzeitig beginnen die Brüste zu spannen, die Dammnaht (wenn eine notwendig war) schmerzt, die Verdauung funktioniert vielleicht nicht.

Im Verlauf der nächsten Tage erleben zwei Drittel aller Frauen[10] ein Gefühlstief, das die Medizin als »Wochenbettdepression« bezeichnet. Professor Nott von der Oxford University konnte durch die Beobachtung des Hormonspiegels von Frauen in den letzten Schwangerschaftsmonaten und nach der Geburt nachweisen, daß ein Zusammenhang zwischen der Depression und dem Absinken des Hormonspiegels besteht[11].

Manchmal kommen dann noch Probleme mit dem Stillen, ein schreiendes Baby, die Unsicherheit über die Pflege oder Auseinandersetzung mit dem Krankenhauspersonal dazu.

Der Vater, meistens selbst von der Geburt berührt und durch die neue Situation verunsichert, kann oft mit den heftigen Gefühlen seiner Partnerin nicht umgehen und fühlt sich schuldig, eine weinende Frau im Krankenhaus zurückzulassen.

In manchen Fällen ist es hilfreich, nach zwei oder drei Tagen vom Krankenhaus nach Hause in die vertraute Umgebung zu gehen. Es gibt ganz selten einen Grund, den Krankenhausaufenthalt nach einer normalen Geburt zu verlängern.

5. Umstrittene Eingriffe am Neugeborenen nach der Geburt

5.1. Augentropfen

In Österreich und Deutschland ist die Behandlung des Neugeborenen mit Augentropfen einer einprozentigen *Silbernitratlösung* gesetzlich vorgeschrieben. Diese Vorbeugungsmaßnahme gegen eine Bindehautentzündung durch Gonokokken (Erreger der Gonorrhoe = Tripper), an der das Kind erblinden kann, ist umstritten.

Die Zweifel am Nutzen der Silbernitrat-Augentropfen sind groß:

– Die Tropfen selbst können eine Bindehautentzündung hervorrufen, wodurch unter Umständen andere schwerwiegende Infektionen nicht entdeckt werden[12].
– Ihre Unwirksamkeit ist in Einzelfällen nachgewiesen[13].
– Die häufigste Ursache von Bindehautentzündungen Neugeborener sind Infektionen mit einem anderen Keim *(Chlamydien)*, bei denen die Silbernitratlösung unwirksam ist[14].

Kinderärzte fordern deshalb, daß – wenn schon eine vorbeugende Behandlung gemacht wird – Augensalben verwendet werden sollten, die Erythromycin oder Tetrazyklin enthalten, die auch gegen Chlamydien wirken[15].

Weltweit, ja sogar innerhalb mancher Länder, gibt es widersprüchliche Ansichten. In Japan und Australien wurden Silbernitrattropfen nie verwendet, in Schweden nur nach ausdrücklicher Zustimmung der Mutter oder des Vormundes, in England wurden sie wieder aufgegeben, und in Kanada gibt es von Bundesstaat zu Bundesstaat unterschiedliche Regelungen[16].

Ratschläge:

– Die Wahrscheinlichkeit für eine Infektion ist minimal. Wer nicht will, daß dem Baby die Augen mit Silbernitratlösung eingetropft werden, kann gegebenenfalls einen Revers unterschreiben.

– Um ein Risiko auszuschalten, kann der Arzt um eine Zuweisung zu einer Scheidensekretuntersuchung auf Chlamydien, Gonokokken und Pilze gebeten werden. Das sollte zwei bis drei Wochen vor dem Geburtstermin erfolgen. Dann ist noch immer genügend Zeit, um eine Infektion der Mutter zu behandeln.

– Ist man mit der Behandlung des Kindes an sich einverstanden, sollte man verlangen, daß entweder eine Erythromycin-Augensalbe 0,5 % oder eine Tetrazyklin-Augensalbe 1 % verwendet wird.

5.2. Die Tuberkuloseimpfung (BCG)

Die Schutzwirkung des BCG-Impfstoffes gegen Tuberkulose ist unbefriedigend und die Nebenwirkungen bemerkenswert hoch. Der Hersteller gibt bei dem neuen, stärker verdünnten Impfstoff immer noch eine Komplikationsrate von 0,3 % an[17].

In der Zeit von 1970 bis 1980 verringerten sich die Sterbefälle in der BRD um 70 Prozent, obwohl seit 1975 die ungezielte TBC-Impfung nicht mehr üblich ist. Zusätzlich handelte er sich bei den Todesfällen vorwiegend um Menschen über 50 Jahre. Ein weiteres Absinken um 5 Prozent pro Jahr wird von der Impfkommission des deutschen Bundesgesundheitsamtes erwartet. Allerdings ist das Absinken von Bundesland zu Bundesland sehr unterschiedlich. Die Sterbefälle können zwischen 9 und 166 je 100 000 Einwohner schwanken. Die Impfkommission ist daher zum Schluß gekommen, daß nur noch gezielt die überdurchschnittlich gefährdeten Neugeborenen geimpft werden sollen[18].

Zu dieser Gruppe gehören Neugeborene

– in deren Wohngemeinschaft ein ansteckungsfähiger Tuberkulosefall bekannt ist,

– deren Eltern aus Staaten mit erhöhter Tuberkulosehäufigkeit (z. B. Türkei) stammen,

– die in Verwaltungsbezirken mit überdurchschnittlich hoher Tuberkulosehäufigkeit (mehr als 150 Prozent über dem Landesdurchschnitt) leben.

In Österreich werden immer noch fast alle Säuglinge routinemäßig nach Einholen einer Zustimmungserklärung der Eltern gegen Tuberkulose geimpft.

6. Die ersten Wochen und Monate

Das Glück ist perfekt, eine neue Familie ist geboren. Strahlende Eltern, ein zufriedenes Kind. Mit dieser Vorstellung leben viele Frauen während der Schwangerschaft. Wenn das Baby dann geboren ist, gibt es viele Augenblicke der Liebe, der Zärtlichkeit und meistens auch eine tiefe innige Verbindung.

Aber ebenso stark wie die Liebe können auch Gefühle der Ablehnung, des Ausgeliefert-Seins und der Überforderung auftreten. Vielen Frauen fällt es sehr schwer, damit umzugehen, daß sie Probleme mit etwas haben, was unsere Gesellschaft für angeboren hält: die Freude an der Mutterschaft.

6.1. Die Beziehung zum Kind

Ein Kind zu lieben und von ihm geliebt zu werden, gehört zu den schönsten Erfahrungen im Leben. Die Erwartung, daß diese Liebe alle Schwierigkeiten überstrahlt, daß die Anwesenheit eines kleinen hilflosen Menschen rund um die Uhr nur Glück bedeutet, hindert viele Frauen daran, auch ihre negativen Gefühle zuzulassen. Es ist schwierig, Nacht für Nacht im Schlaf gestört zu werden, plötzlich kaum mehr Zeit für sich selbst zu haben und die häufig auftretende Isolation zu ertragen. Ob Mütter ihren Beruf aufgeben oder die Doppelbelastung von Kind und Arbeit auf sich nehmen, sie müssen sich in jedem Fall erst an die neue Situation gewöhnen. Der gesellschaftliche Anspruch, daß Frauen all diese Einschränkungen auf Grund ihrer angeborenen Mutterrolle problemlos zu ertragen haben, macht es schwer, beide Seiten der Bezie-

hung zum Kind zu sehen und die schönen Momente besonders zu genießen. Es ist wichtig, zu akzeptieren, daß auch Gefühle der Ablehnung
und sogar des Hasses aufkommen können.
Der Zwang, eine »gute Mutter« zu sein, hindert viele Frauen daran,
über diese Probleme zu sprechen. Die Angst, als Versager oder als un-
weiblich abgestempelt zu werden, ist groß.

Ratschläge:

– Getrauen Sie sich, ehrlich über Probleme zu reden. Andere Frauen
  haben sie auch.
– Wenn Sie erschöpft sind und mit dem Baby ungeduldig werden, versuchen Sie wenigstens ein bis zwei Stunden am Tag Zeit für sich zu finden. Falls es keinen Vater, Großeltern oder Freunde gibt, tun Sie sich
  mit anderen betroffenen Frauen zusammen, und wechseln Sie sich in
  der Betreuung der Babys ab. Ein Kind kann die vorübergehende Ab-
  wesenheit der Mutter besser verkraften als ihre Aggression, selbst
  wenn sie nicht ausgedrückt wird.
– Zuwenig Schlaf führt zu körperlicher und seelischer Erschöpfung.
  Der Partner sollte das nächtliche Aufstehen mit Ihnen teilen.
– Wenn die Nachtruhe durch häufiges Aufstehen gestört wird, kann
  man das Kind, wenn man Lust dazu hat, ohne schlechtes Gewissen zu
  sich ins Bett nehmen.
– Kinder, die am Körper getragen werden, sind meistens zufriedener
  und ruhiger. Wenn das Baby untertags oft quengelig ist, kann ein Tragetuch helfen.
– Bei Problemen mit dem Stillen siehe Kapitel D.7., Seite 158 ff.

6.2. Die Beziehung zum Partner

Ein gemeinsames Kind kann die Beziehung zum Partner sehr vertiefen.
Besonders Väter, die bei der Geburt dabei waren, entwickeln ein sehr
starkes Gefühl zu Mutter und Kind.
Trotzdem sind die ersten Monate nach der Geburt für die Partnerschaft
oft schwierig. Die Liebe muß plötzlich mit dem Kind geteilt werden. Ein
großer Teil der Aufmerksamkeit, die früher dem Partner (Partnerin)
gegolten hat, gehört jetzt dem Baby.

Manche Frauen haben nach der Geburt wenig Lust auf Sex. Oft tut der Dammschnitt weh, sie sind dauernd müde oder einfach sehr mit dem Baby beschäftigt. Diese Unlust kann sich über Monate, in manchen Fällen noch länger hinziehen.

Gespräche, bei denen früher vielleicht Unstimmigkeiten beseitigt wurden, sind meistens seltener. Besonders Frauen, die vorher berufstätig waren, leiden unter der Entwertung ihrer Arbeit als Hausfrau und Mutter nicht nur durch die Gesellschaft, sondern oft auch durch den Partner, der meint, es ginge ihr zu Hause »ohnehin gut«.

In dieser Zeit können auch die Ansprüche an die Partnerschaft häufig verschieden sein. Die Frau, den ganzen Tag mit dem Kind beschäftigt, in vielen Fällen ohne Ansprache oder Impulse von außen, erwartet vom Partner Aufmerksamkeit. Für ihn ist es unter Umständen schwierig, nicht mehr selbst Mittelpunkt verwöhnender Fürsorge zu sein.

Mütter, die nach der Geburt wieder arbeiten gehen, sind doppelt belastet. Es gibt immer noch sehr wenige Männer, die die Hausarbeit als gemeinsame Verpflichtung begreifen.

Ratschläge für die Frau:

– Versuchen Sie Ihren Haushalt weniger wichtig zu nehmen. Reden Sie mit ihrem Partner darüber, daß Sie lieber für das Kind und ihn Zeit haben wollen als einen funkelnden Boden.
– Wehren Sie sich, wenn Ihr Partner Ihnen vorwirft, daß Sie ohnehin nichts zu tun hätten. Schreiben Sie einen Tag lang auf, was Sie mit Ihrer Zeit tun. Vereinbaren Sie, daß er ein Wochenende lang allein für die Babypflege zuständig ist. Das räumt viele Mißverständnisse aus.
– Reden Sie mit ihm über Ihre Gefühle, Ihr Eingesperrt-Sein, Ihre Aggressionen und über Ihre Erschöpfung.
– Versuchen Sie, wenn Sie Lust dazu verspüren, mobil zu sein. Besuchen Sie Freunde oder andere Mütter. Nehmen Sie Ihr Kind einfach überall hin mit. Es ist wahrscheinlich leichter, die Kinderfeindlichkeit der Öffentlichkeit zu ertragen, als den ganzen Tag isoliert zu Hause zu sitzen.
– Finden Sie Zeit, Ihrem Körper Gutes zu tun. Ein warmes Bad, Massage oder Gymnastik tragen zu Ihrem Wohlbefinden bei.
– Pflegen Sie Ihre Seele. Organisieren Sie, sooft Sie die Lust und Möglichkeit dazu haben, einen schönen Abend mit einer vertrauten Person, an dem Sie ganz bewußt über sich und nicht über Ihr Kind sprechen.
– Haben Sie kein schlechtes Gewissen, wenn Sie keine Lust auf Sex

haben. Reden Sie mit Ihrem Partner. Versuchen Sie, sich gegenseitig Wärme und Zärtlichkeit zu geben.

Ratschläge für den Partner:

– Helfen Sie Ihrer Partnerin, die neue Situation zu bewältigen.
– Versetzen Sie sich in die Lage Ihrer Partnerin. Stellen Sie sich vor, Sie selbst könnten plötzlich nie mehr allein über Ihre Zeit verfügen, Tag und Nacht wäre jemand da, der Sie braucht.
– Versuchen Sie eine Möglichkeit zu finden, mit Ihrer Partnerin manchmal auszugehen, während das Kind von anderen versorgt wird.
– Nehmen Sie ihr Handgriffe im Haushalt ab, auch wenn sie »ohnehin nichts anderes zu tun hat«.
– Versuchen Sie, wann immer es möglich ist, das Baby zu übernehmen. Vielleicht macht es Ihnen auch Spaß, Ihr Kind zu baden und zu wickeln. Für Ihre Partnerin ist es sehr wichtig – und sei es für wenige Stunden –, die Verantwortung abgeben zu können.
– Fühlen Sie sich nicht persönlich betroffen, wenn Ihre Partnerin wenig Lust auf Sex hat. Die Gewöhnung an die neue Lebenssituation braucht Zeit. Je mehr Verständnis und Hilfe Sie geben können, desto leichter kann sich die sexuelle Lust wieder entwickeln.

6.3. Das Leben in der Gesellschaft

Eine Schwangere genießt relativ viele Privilegien: Es wird akzeptiert, wenn sie launisch ist; in öffentlichen Verkehrsmitteln wird ihr Platz gemacht; wenn sie Probleme hat, kann sie von der Arbeit freigestellt werden, usw. Wenn das Baby dann geboren ist, haben Mütter oft große Schwierigkeiten, ihr selbstverständliches Recht, einen Platz in der Gesellschaft zu haben, durchzusetzen. Es geschieht immer wieder, daß die Umwelt negativ auf die »Belastung« von Kindern reagiert: in der Straßenbahn, wenn niemand helfen will, den Kinderwagen einzuladen; bei schiefen Blicken, wenn die Frau es wagt, ihre Brust zum Stillen zu entblößen; bei bösen Bemerkungen in Restaurants und Kaffeehäusern; wenn ein Kind weint oder unruhig ist usw. Zusätzlich sind die Kleinfamilie und das Leben in der Stadt wenig geeignet, Kinder ohne große Einschränkungen aufzuziehen.

Andererseits gibt es auch viele Situationen, in denen durch ein Kind neue Kontakte entstehen und neue Freunde gewonnen werden.

Ratschläge:

- Tun Sie sich mit anderen Frauen zusammen. Gemeinsam sind Sie stärker.
- Stehen Sie dazu, wenn Ihr Kind stört. Babys kennen noch keine gesellschaftlichen Normen. In vielen anderen Ländern wird Kindergeschrei nicht als Belästigung empfunden.

6.4. Was geschieht im Körper?

Die Rückbildung der Gebärmutter geht weiter. Der Wochenfluß hört nach drei bis sechs Wochen auf. Durch hormonelle Veränderungen wird das Gewebe wieder straffer und die Gelenke fest. Stillen bedeutet eine Belastung für den Körper (siehe Kapitel D.7., Seite 158 ff.).

Der Zeitpunkt, an dem wieder ein normaler Monatszyklus beginnt, ist sehr unterschiedlich. Es gibt Frauen, die schon nach sechs Wochen wieder die erste Regelblutung haben. Bei anderen dauert es Monate. Stillen ist keine sichere Empfängnisverhütung (siehe Kapitel D.7.8., Seite 166).

7. Stillen

Stillen ist der intensivste Kontakt zwischen Mutter und Kind. Es dient nicht nur der Nahrungsaufnahme. Stillen bedeutet Berührung, Lust, Wärme, Geborgenheit und Vertrauen. Die enge Verbindung hat eine große Bedeutung für die Entwicklung der Beziehung zwischen Mutter und Kind. Stillen ist für beide eine gute Möglichkeit, sich kennenzulernen.

7.1. Fast jede Frau kann stillen

In der BRD und in Österreich werden nur sechs bis sieben Prozent aller Säuglinge länger als drei Monate gestillt. Obwohl in Notsituationen, wenn es keine anderen Ernährungsmöglichkeiten gibt, beinahe 100 Prozent der Kinder gestillt werden, ist Stillen in unserer Gesellschaft zum Problem geworden[19].
Falsch ausgebildetes Krankenhauspersonal und Ärzte, die mit ihren Ratschlägen das Ende vieler Stillbeziehungen programmieren, Säuglingsnahrungsmittelhersteller, die durch ihre Werbung die Gleichwertigkeit der Kunstnahrung suggerieren, eine Öffentlichkeit, die eine entblößte Brust anstößig findet, der Zwang eines Schönheitsideals von Figur und Brust, sind Ursachen dafür. Auch haben berufstätige Frauen selten eine Chance, Arbeit und Stillen miteinander zu vereinbaren. Zusätzlich machen negative Erfahrungen aus dem Bekanntenkreis oder die Überlieferung der Mutter, »die auch schon zu wenig Milch hatte«, viele Frauen glauben, daß Stillen von der Veranlagung abhängt.

Wie die Brust funktioniert

Die Milchproduktion ist ein Wechselspiel zwischen Nachfrage und Angebot. Wenn das Baby an der Brust saugt, wird die Milchproduktion angeregt. Aus diesem Grund ist das Anlegen innerhalb der ersten Stunde nach der Geburt wichtig. Je früher und öfter das Kind angelegt wird, desto leichter kommt der Milchfluß in Gang.

Einer der Hauptfehler und oft der Anfang vom Ende einer Stillbeziehung ist das kritiklose Zufüttern. Wenn in den ersten Tagen der Milchfluß noch nicht so gut funktioniert, ist es im Krankenhaus üblich, das Fläschchen zu geben. Das Baby saugt weniger an der Brust, der Reiz an das Gehirn, mehr Milch zu produzieren, wird geringer. Bei der nächsten Mahlzeit muß wieder zugefüttert werden, weil »nicht genug da ist«.

Zur Anregung der Milchproduktion wird die Milchpumpe verordnet. Das zugefütterte, halbsatte Kind trinkt die Brust nicht leer. Die Restmilch muß abgepumpt werden. Durch die Stimulation bildet sich noch mehr Milch. Ein Kreislauf beginnt, der oft mit einem Milchstau und Abstillen endet.

Die Selbstverständlichkeit, das Kind zu stillen, wenn es Hunger hat, wird in vielen Krankenhäusern durch einen starren Stillrhythmus von vier Stunden unmöglich gemacht. In der Folge werden die Kinder quengelig und bekommen zwischen den Mahlzeiten gesüßten Tee. Wenn die Kinder dann nach der Uhr angelegt werden »dürfen«, trinken sie wenig, werden gewogen, und kurze Zeit später wird wieder zugefüttert, um die »Norm« der Nahrungstabellen zu erfüllen.

Das Abwiegen der Säuglinge vor und nach jeder Mahlzeit ist ein weit verbreiteter Unsinn und führt nur zu Streß und Verunsicherung der Mütter. Man darf annehmen, daß ein Kind genug getrunken hat, wenn es nach dem Essen zufrieden ist und nicht schreit (siehe Kapitel D.7.2, Seite 161).

Der Milchflußreflex

Unsicherheit, Nervosität, Angst und Verspannung behindern das »Loslassen« der Milch. Das Kind kann nur die Milch trinken, die sich in den Milchgängen und Vorratsreservoirs der Brust gesammelt hat. Sie ist eher wäßrig und fettarm und dient als »Vorspeise«. Um die Hauptspeise oder die sogenannte »Hintermilch« zu provozieren, die in den Milchbläschen (Alveolen) gespeichert ist, muß das Gehirn ein Hormon (Oxy-

tocin) ausschütten[20], das den Milchflußreflex in Gang setzt. Findet dieser Prozeß nicht statt, bleibt die Hintermilch für das Kind unerreichbar. Es kommt zu einer Schwellung der Brust und die Milchgänge drücken sich gegenseitig ab. Wunde Brustwarzen, Milchstau und Brustentzündung sind oft die Folgen. Der Milchfluß kann durch gezielte Entspannung erleichtert werden. Eine heiße Dusche, Massage, Autogenes Training oder andere Entspannungsübungen können Wunder wirken[21].

Vorbereitung der Brust während der Schwangerschaft

Die Brustwarzen sollten gegen Wundwerden beim Stillen abgehärtet werden[22]. Günstig ist es, mehrmals täglich die Brustwarzen mit Daumen und Zeigefinger unter gleichzeitigem Reiben in die Länge zu ziehen und anschließend den Warzenvorhof mit einem kalten rauhen Waschlappen zu frottieren.
Eine einfache und lustvolle Art, die Brust auf das Stillen vorzubereiten, ist kräftiges Saugen des Partners.
Bereits ab dem fünften Schwangerschaftsmonat bildet die Brust ein wenig Milch. Durch zartes Ausmassieren mit beiden Händen in Richtung Brustwarzen wird die Vormilch herausgedrückt. Das fördert die Milchproduktion und dehnt das Milchdrüsengewebe. Sonnenbestrahlung ist eine gute Vorbeugung gegen wunde Brustwarzen[23].

7.2. Praktische Anleitung zum Stillen

Stilltechnik

Mutter und Kind sollen es bequem haben und ungestört sein. Im Sitzen ist es meistens leichter, eine entspannte Körperhaltung einzunehmen.
Das Kind muß beim Trinken nicht nur die Brustwarze, sondern auch einen Teil des Warzenvorhofes in den Mund nehmen, weil sonst die Brustwarzen leicht wund werden.
Die Nase des Säuglings muß frei bleiben und darf nicht von der Brust zugedeckt werden. Hilfreich ist es, mit dem Zeigefinger die Brust von der Nase wegzudrücken.

Wenn die Brust sehr voll ist, haben Babys oft Schwierigkeiten, die Brustwarze zu fassen. Hier hilft es, etwas Milch vor dem Anlegen auszumassieren [24].

Das Kind sollte bei jeder Mahlzeit an beide Brüste angelegt werden, damit die Milchproduktion gleichmäßig angeregt wird [25]. Da es an der ersten Brust meistens mehr trinkt, sollte die Seite bei der nächsten Mahlzeit gewechselt werden.

Große Unterschiede gibt es in der Trinkdauer. Jedes Kind hat andere Gewohnheiten. Langsame Genießer können bis zu einer halben Stunde für eine Brust brauchen, während hungrige Schnelltrinker schon nach zehn Minuten fertig sind.

Wann ein Säugling wieder hungrig ist, hängt von der Menge ab, die er pro Essen zu sich nimmt. Es gibt keine Norm. Manche Kinder wollen alle zwei Stunden trinken, andere alle vier bis fünf.

In der heißen Jahreszeit kann es durchaus sein, daß mit der Muttermilch nicht der Flüssigkeitsbedarf des Babys gedeckt werden kann. Dann sollte ungesüßter Tee zugefüttert werden.

Brustpflege

Eine besondere Reinigung der Brust ist nicht notwendig. Sie soll nur mit Wasser gewaschen werden. Seife, Alkohol und andere Desinfektionsmittel trocknen die zarte Haut zu sehr aus.

Dicke Salbenauflagen weichen die Haut auf und sollten vermieden werden. Licht, Luft und trockene Wärme sind die beste Pflege.

Besonders trockene, empfindliche Haut kann mit einer dünn aufgetragenen Brustsalbe, z. B. *Kamillosan-Salbe*, oder einem milden Öl (Mandelöl, Weizenkeimöl) behandelt werden.

Bekommt das Kind genug?

Es gibt keine minderwertige Muttermilch. Die Färbung der Milch läßt keinen Rückschluß auf die Qualität zu. Ein Kind, das nach dem Füttern zufrieden ist, verhungert nicht.

Eine tägliche Gewichtskontrolle ist nicht nötig. Es genügt, das Baby einmal in der Woche zu wiegen. Es sollte 70 bis 150 Gramm pro Woche zunehmen. Ein sicheres Zeichen für die ausreichende Ernährung sind nasse Windeln. In 24 Stunden sollte das Kind sechs- bis achtmal urinieren.

7.3. Ernährung in der Stillzeit

Stillende Mütter brauchen keine spezielle Ernährung. Eine Frau, die sich gesund und ausgewogen ernährt, muß an ihren Eßgewohnheiten nur wenig ändern. Sie braucht mehr Flüssigkeit und etwa 500 Kalorien zusätzlich pro Tag.

Leicht verdauliche Speisen, möglichst naturbelassen, Obst und Gemüse – roh ist besser als gekocht – nehmen einen wichtigen Platz auf dem Speisezettel ein.

Aber auch Getreide, Reis und alle anderen Grundnahrungsmittel sollten naturbelassen verarbeitet werden (Vollkornbrot, Vollwertnudeln usw.). Sie liefern wichtige Vitamine, Kohlehydrate und Ballaststoffe.

Milchprodukte – Käse, Quark und Joghurt –, weiche Eier, wenig mageres Fleisch und Fisch sind wertvolle Eiweißlieferanten und decken den erhöhten Kalziumbedarf.

Manche Babys bekommen einen wunden Popo, wenn die Mutter Orangen ißt, andere neigen zu Blähungen nach Genuß von Kohl oder Zwiebeln. Generelle Richtlinien, was eine stillende Mutter nicht essen soll, weil das Baby dann die Milch nicht verträgt, gibt es nicht. Durch Beobachtung gelingt es meistens rasch, herauszufinden, was das Baby schlecht verträgt[26].

7.4. Stillen in den ersten Lebenstagen, der Milcheinschuß

Die Angst, daß das Baby in den ersten Tagen verhungern könnte, ist unbegründet. Solange es nicht mehr als zehn Prozent seines Geburtsgewichtes verliert[27] und nicht auffallend viel schreit, ist alles in Ordnung.

Das Trinken an der Brust ist für Mutter und Kind etwas ganz Neues. Beide brauchen Zeit, bis sie beim Stillen harmonieren.

Die Stillbeziehung beginnt unmittelbar nach der Geburt. Nach etwa 20 bis 30 Minuten fängt das Neugeborene an, Saugbewegungen zu machen. Jetzt möchte es zum erstenmal angelegt werden. Manche Kinder trinken sofort, andere brauchen etwas länger und suchen ungeschickt nach der Brust.

Die Vormilch (Kolostrum), die das Kind jetzt bekommt, ist besonders reich an Nähr- und Abwehrstoffen.

Die frühzeitige Stimulierung der Brust führt außerdem zu einem schnelleren und schonenderen Milcheinschuß ohne Fieber und Schmerzen. Daraus ergibt sich, daß die Säuglinge meistens ihr Geburtsgewicht rascher wieder erreichen. In den ersten Stunden nach der Geburt ist das Kind besonders aktiv und lebendig. Die darauf folgende Phase der Müdigkeit, in der die Kinder fast nur schlafen, ist kein Grund zur Beunruhigung. Der Rhythmus aus der Schwangerschaft ohne Rücksicht auf Tag und Nacht ist in den ersten Lebenstagen noch bestimmend. Das Kind trinkt meistens vollkommen unregelmäßig. Abstände zwischen zwei und fünf Stunden sind normal. Am besten wird es angelegt, wann immer es möchte. Nach kurzer Zeit haben sich Angebot und Nachfrage eingependelt. Wenn das Baby nach dem Essen trotzdem schreit, kann man ihm ungesüßten Tee geben. Am zweiten oder dritten Tag nach der Geburt setzt die Milchproduktion voll ein. Die Brüste sind prall und gespannt. Nach dem Milcheinschuß sollte das Kind bald gestillt werden. Wenn es schläft und man es nicht wecken möchte, kann man die Milch mit der Hand ausdrücken, bis das unangenehme Spannungsgefühl nachläßt. Die Sorge, dem Kind etwas »wegzunehmen«, ist unbegründet. Die »verlorene« Milch bildet sich wieder nach.

7.5. Die gesundheitliche Bedeutung des Stillens

– für das Kind

Muttermilch ist die beste Ernährung für den Säugling. Ihre Zusammensetzung ist seinen Bedürfnissen genau angepaßt. Sie enthält lebenswichtige Vitamine, Spurenelemente, Nähr- und Abwehrstoffe und wird vollständiger als jede andere Nahrung vom Körper verwertet.
Gestillte Kinder sind weniger anfällig für Infektionskrankheiten, weil die Muttermilch reich an Abwehrstoffen ist. Erkranken sie trotzdem, sind Dauer und Verlauf der Infektion im Durchschnitt kürzer und leichter. Kinder, die ein halbes Jahr voll gestillt werden, sind später wesentlich seltener krank als solche, die weniger als zwei Monate gestillt werden. Erst im Schulalter geht dieser Infektionsschutz verloren [28]. Nahrungsmittelallergien, die besonders häufig durch die Unverträglich-

keit von Kuhmilch entstehen, werden durch die Muttermilch verhindert [29].
Die Gebiß- und Gaumenentwicklung wird durch das stärkere Saugen an der Brust erleichtert. Das ist für die richtige Zahnstellung von Bedeutung. Aber auch Kieferanomalien sind bei gestillten Kindern wesentlich seltener. Jedes Kind hat seinen eigenen Stillrhythmus. Es trinkt nur, wenn es Lust hat, und entwickelt eine gesunde Beziehung zum Essen. Die erste Erfahrung, die Kinder machen, denen starre Fütterungszeiten und bestimmte Mengen aufgezwungen werden, ist die, daß Hunger und Essen wenig miteinander zu tun haben.

– für die Mutter

Beim Stillen wird das Hormon Oxytocin freigesetzt, das die Rückbildung der Gebärmutter fördert. Das ist der beste Schutz gegen Infektionen im Wochenbett [30]. Medikamente zur Gebärmutterrückbildung sind bei stillenden Frauen normalerweise nicht notwendig. Sollten sie dennoch benötigt werden, so sind Oxytocin enthaltende Präparate (z. B. *Orasthin, Syntocinon*) solchen, die Methylergometrin enthalten (z. B. *Methergin*), vorzuziehen. Methergin schränkt die Milchbildung ein und kann zu Durchfall und Erbrechen beim Säugling führen [31]. Es gibt Hinweise, daß Frauen, die gestillt haben, seltener an Brustkrebs erkranken [32].

Stillen spart Zeit, Geld und Arbeit

In der Brust steht die Muttermilch ideal verpackt, richtig temperiert und keimfrei jederzeit zur Verfügung. Das erleichtert die Mobilität der Mutter mit ihrem Baby (Einkaufen, Reisen). Die lästige Zubereitung der Babynahrung entfällt.
Ein gestilltes Kind erspart nicht nur die teure Babynahrung, sondern auch eine ganze Reihe anderer Utensilien. Darüber hinaus sind gesunde, gegen Infektionskrankheiten weniger anfällige Kinder eine zusätzliche Zeit- und Geldersparnis. Die eingesparte Summe liegt je nach Länge der Stilldauer mindestens zwischen ÖS 5000,– und 15000,– (700 bis 2000 DM). Um dieses Geld könnte z. B. eine Hilfe für den Haushalt bezahlt werden.

7.6. Wann ist es besser, nicht zu stillen?

Keine Frau muß stillen. Die Entscheidung sollte ohne Rücksicht auf das »ideale Mutterbild« getroffen werden. Eine Stillbeziehung wider Willen stört die Harmonie zwischen Mutter und Kind mehr als liebevolle Ernährung mit der Flasche. Bestimmte Krankheiten der Mutter schließen die Brustfütterung aus. Absolutes Stillverbot besteht bei offener Tuberkulose.

Schwere Allgemeinerkrankungen können, wenn sie die Mutter zu sehr schwächen, ebenfalls ein Stillhindernis sein (Krebs, Zuckerkrankheit, schwere Infektionen, Unterernährung usw.). Von kindlicher Seite sind Trinkschwierigkeiten die einzigen Stillhindernisse. Abstillen ist deshalb nicht notwendig. Die abgepumpte Milch kann mit der Flasche oder über Magensonden dem Baby zugeführt werden [33]. Trinkschwierigkeiten treten besonders bei unreifen Frühgeborenen und Kindern mit Mißbildungen des Mund- und Rachenbereichs auf, die operative Korrekturen erforderlich machen. Für diese Kinder ist Muttermilch besonders wichtig.

Medikamente, die die Mutter während der Stillzeit einnimmt, können mit der Muttermilch in den kindlichen Organismus gelangen. Einige davon können dem Kind schaden. Aus diesem Grund zwingen manche Krankheiten, die bestimmte Medikamente notwendig machen, z. B. schwere Epilepsie, zum Abstillen (siehe Kapitel G., Seite 189ff.).

7.7. Stilldauer und Abstillen

Es gibt keine ideale Stilldauer.
Stillen ist ein partnerschaftlicher Vorgang. Wenn einer der Beteiligten nicht mehr will, so muß der andere das respektieren. Vom gesundheitlichen Standpunkt sollte das Baby drei bis sechs Monate gestillt werden. Der Nährwert der Muttermilch ist sicher zu dem Zeitpunkt nicht mehr von so großer Bedeutung, zu dem das Kind bereits feste Nahrung zu sich nimmt.
Es gibt Kinder, die nach sechs bis neun Monaten von selbst zu trinken aufhören. Aber es gibt auch solche, die bis zum dritten oder vierten

Lebensjahr weitertrinken, wenn die Mutter sie läßt. Was ist aber, wenn die Mutter nicht warten will, bis das Kind freiwillig zu trinken aufhört? Die Erfahrung zeigt, daß es nach mehr als neun Monaten Stilldauer meistens schwieriger wird, das Baby zu entwöhnen. Ältere Kinder, die die Brust viel bewußter genießen, leiden oft unter diesem »Liebesentzug«. Manchmal ist aber auch der innere Wunsch der Mutter, das Kind nicht loszulassen, ein Problem beim Abstillen.

Ein langsames Entwöhnen ist günstig. Es hilft dem Kind, sich an die neue Situation zu gewöhnen, und es ermöglicht eine schrittweise schonende Rückbildung der Brust.

Die Brustmahlzeiten sollen in wöchentlichen Abständen je nach Alter des Kindes durch Flaschen oder feste Nahrung ersetzt werden.

Es ist nicht zu empfehlen, ein Kind in der heißen Jahreszeit und wenn es krank oder psychisch belastet ist, abzustillen.

7.8. Empfängnisverhütung in der Stillzeit

Viele Frauen glauben, daß Stillen empfängnisverhütend wirkt. Diese weitverbreitete Ansicht ist nur sehr eingeschränkt richtig. Stillen führt zwar durch die veränderte Hormonsituation zu geringerer Fruchtbarkeit, und eine Empfängnis ist bei Frauen, die voll stillen, seltener. Oft erfolgt die erste Monatsblutung nach dem Abstillen. Zu einem Eisprung und damit zur möglichen Befruchtung kann es aber auch schon vor der ersten Periode kommen [34].

Die ideale Empfängnisverhütung gibt es nicht. Jedes Paar muß selbst entscheiden, welche der als sicher geltenden Methoden es anwenden will. In jedem Fall ist der Erfolg von der genauen Einhaltung der jeweiligen Anwendungsvorschriften abhängig.

Der Zeitpunkt, wann der erste vaginale Geschlechtsverkehr stattfinden darf, ist wissenschaftlich noch nicht erforscht. Allgemeine Richtlinie ist das Ende des Wochenflusses (Abgänge aus der Gebärmutter) nach drei bis fünf Wochen (siehe Kapitel D.6.4., Seite 157). Man nimmt an, daß vorher Infektionsgefahr besteht. Diese Ansicht deckt sich nicht mit der Erfahrung des französischen Geburtshelfers Michel Irrmann. An seiner Straßburger Klinik werden den Frauen keine Einschränkungen auferlegt. Eine erhöhte Infektionsrate tritt nicht auf [35].

Die drei besten Methoden der Empfängnisverhütung während des Stillens sind das Kondom *(Präservativ)*, das Scheidenpessar *(Diaphragma)* und die Spirale *(Intrauterinpessar, IUD)*. Die *Pille* (siehe Seite 224) enthält Hormone, die mit der Muttermilch auf das Kind übertreten. Sie ist deshalb ungeeignet.

Kondom (Präservativ, Gummi)
Das Kondom ist das am häufigsten verwendete mechanische Verhütungsmittel und ist bei richtiger Anwendung sicher. Außerdem bietet es einen optimalen Schutz gegen die Übertragung von Geschlechtskrankheiten. Einer der häufigsten Anwendungsfehler liegt im unvollständigen Überziehen über den Penis.

Scheidenpessar (Diaphragma)
Das Diaphragma besteht aus einer gewölbten Gummischeibe, in deren Rand ein elastischer Ring eingelassen ist. Vor dem Geschlechtsverkehr (auch schon Stunden vorher möglich) wird es in die Scheide eingeführt und frühestens nach sechs bis längstens zwölf Stunden wieder entfernt. Bei der richtigen Anwendung werden beide Seiten mit einer samenabtötenden Creme bestrichen. Das Diaphragma ist eine mechanische Barriere zwischen Scheide und Gebärmutter, die zu einem verlangsamten Übertritt der Samenzellen führt. Durch diese Verlangsamung kann die spermientötende Creme wirken. Weder die Frau noch der Mann spüren das Diaphragma.
Wichtig: Es muß die richtige Größe haben. Eine Anpassung nach vollständiger Rückbildung der Gebärmutter durch einen erfahrenen Gynäkologen oder in einer Familienberatungsstelle ist notwendig. Nach einer neuerlichen Geburt oder Gewichtsschwankungen von mehr als fünf Kilo sollte der Sitz kontrolliert werden.
Nachteil: Wenn man mehrmals hintereinander Verkehr haben möchte, muß jedesmal eine Portion der samenabtötenden Creme mit dem jeder Packung beiliegenden Applikator in die Scheide eingeführt werden. Auf keinen Fall darf das Pessar dabei aus der Scheide entfernt werden.
Bei manchen Frauen kann das Diaphragma die Anfälligkeit für Blasenkatarrh erhöhen [36].

Spirale (Intrauterinpessar, IUD, IUP)

Die Spirale wird besonders von Frauen, die schon geboren haben, gut vertragen. Sie wird vom Arzt üblicherweise während der Regelblutung in die Gebärmutter eingeführt. In der Stillzeit kann sie nach kompletter Rückbildung der Gebärmutter zu jedem Zeitpunkt eingesetzt werden. Die genaue Wirkungsweise ist nicht bekannt. Vermutlich verhindert die mechanische Reizung der Gebärmutterschleimhaut durch ein Kunststoffstück (meistens in Form eines T oder einer 7) die Einnistung des befruchteten Eies. Zusätzlich schränkt der Silber- oder Kupferfaden, der um die Spirale gewickelt ist, die Beweglichkeit der Samen ein. Bei etwa 15 Prozent der Frauen wird die Spirale vom Körper ausgestoßen oder muß wegen Unverträglichkeitserscheinungen wieder entfernt werden. Dazu gehören Schmerzen, schmerzhafte, verstärkte oder verlängerte Monatsblutungen, Zwischenblutungen und Entzündungen der Gebärmutter und der Eileiter[37]. Auch das Risiko für eine Eileiter- oder Bauchhöhlenschwangerschaft ist erhöht.

Die von vielen Ärzten gepflogene Praxis, die Spirale nach zwei Jahren auszutauschen, dient mehr dem Verdienst des Arztes als der Sicherheit der Frau. Zahlreiche Studien weisen nach, daß die empfängnisverhütende Wirkung in den ersten zwei Jahren (am unsichersten ist das erste Halbjahr) am niedrigsten ist und mit zunehmender »Liegezeit« steigt. Auch die Unverträglichkeitsreaktionen nehmen ab. Es wird daher empfohlen, die gleiche Spirale drei bis fünf Jahre zu tragen. Eine wissenschaftliche Studie aus Österreich stellt das »Wechseln« überhaupt in Frage. In dieser Untersuchung wird das Risiko, ungewollt schwanger zu werden, ab dem sechsten »Liegejahr« mit 0,0 angegeben[38].

Vor dem Einsetzen lohnt es sich, einen Preisvergleich anzustellen. Von ca. 100,– DM (700,– öS) bis 1000,– DM (7000,– öS) wird für die gleiche Leistung verlangt.

7.9. Schadstoffe in der Muttermilch

Schadstoffe aus der Umwelt

Die Giftrückstände in der Muttermilch sind ein häufiges Argument, um Frauen vom Stillen abzubringen.

Chloriete Kohlenwasserstoffe (DDT, PCP usw.), die in Düngern, Schädlingsbekämpfungsmitteln, Beizen für Saatgut oder in Holzimprägnierungen und Plastikweichmachern vorkommen, gelangen in Fleisch, Milch und Gemüse.

Diese Gifte werden vor allem im Fettgewebe gespeichert und bleiben Monate bis Jahre im Körper[39]. Stillende Mütter geben sie mit der Milch an ihr Kind weiter, weil in der Stillzeit besonders viele Fettreserven abgebaut werden. Untersuchungen haben ergeben, daß Muttermilch wesentlich mehr dieser Schadstoffe enthält als Kuhmilch. Mit zunehmender Stillzeit nimmt die Belastung durch diese Schadstoffe nur geringfügig ab[40]. Eine kurzfristige Änderung der Ernährungsgewohnheiten hat daher keinen Einfluß auf die Giftkonzentration in der Muttermilch. Erst bei einer Stilldauer von ein bis zwei Jahren liegen die Rückstandswerte deutlich unter den Werten der ersten Tage des Stillens[41].

Schwermetalle (Blei, Cadmium, Quecksilber usw.). Über die in der Muttermilch vorkommenden Mengen liegen nur wenige Daten vor. Eine Beeinträchtigung der Gesundheit des Säuglings durch Schwermetalle in der Muttermilch ist jedoch nicht zu erwarten[42]. Die industriell hergestellte Säuglingsmilchnahrung enthält etwa gleich hohe Schwermetallmengen wie Frauenmilch[43].

Nitrat, Nitrit und Nitrosamine. Diese Schadstoffe konnten in der Muttermilch nicht oder nur in den auch in der Kuhmilch vorkommenden Konzentrationen nachgewiesen werden[44].

Trotz des relativ hohen Schadstoffgehalts der Muttermilch hat die Ernährungskommission der Deutschen Gesellschaft für Kinderheilkunde und die European Society for Pediatric Gastroenterology & Nutrition 1983 den Nutzen des Stillens wegen seiner großen Bedeutung für die Entwicklung des Kindes höher eingeschätzt als ein möglicherweise vorhandenes Gesundheitsrisiko durch die in der Muttermilch enthaltenen Schadstoffe[45].

Die Ernährungskommission ist der Meinung, daß die Vorteile des Stillens nach vier- bis sechsmonatigem Stillen allmählich an Gewicht verlieren, das Risiko durch den Gehalt an Rückständen und Verunreinigungen in der Muttermilch aber unverändert bestehen bleibt. Frauen, die länger als sechs Monate stillen wollen, sollten den Gehalt ihrer Milch an chlorierten Kohlenwasserstoffen kontrollieren lassen. Das Stillen sollte nach den Empfehlungen dieser Kommission zwischen dem achten und zwölften Lebensmonat gänzlich eingestellt werden, obwohl ein Schaden für das Kind auch bei längerem Stillen nicht eindeutig beweisbar ist[46].

Schadstoffe aus Genußmitteln und Drogen

Rauchen. Das Kind raucht mit. Die Muttermilch von Raucherinnen enthält mehr an Schadstoffen wie Blei und Cadmium. Zusätzlich können schon 10 Zigaretten pro Tag eine Verringerung der Milchproduktion bewirken. Säuglinge, deren Mütter mehr als 20 Zigaretten rauchen, reagieren häufig mit Nervosität, Kreislaufstörungen, Erbrechen und Durchfall[47]. Bis zu fünf Zigaretten am Tag gelten als unschädlich. Trotzdem gilt auch hier: Eine stillende Mutter sollte sich bemühen, auf das Rauchen zu verzichten. Wenn ihr das nicht gelingt oder sie durch den Entzug massive psychische Störungen hat, sollte sie versuchen, sich so weit wie möglich einzuschränken.

Alkohol. Alkohol, während der Stillzeit in geringen Mengen genossen, ist nicht schädlich. Die entspannende Wirkung von einem Glas Wein, Bier oder Sekt fördert den Milchfluß. Hochprozentiges sollte vermieden werden (siehe Kapitel B.7.4., Seite 54).

Kaffee. Koffein geht in geringer Konzentration auf das Kind über. Solange Mutter und Kind auf Kaffee und Tee nicht mit Unruhe, Reizbarkeit und Schlafstörungen reagieren, ist gegen mäßigen Genuß nichts einzuwenden (siehe Kapitel B.7.4., Seite 53).

Drogen. Über die Auswirkungen von Drogen in der Muttermilch ist sehr wenig bekannt. Über die Wirkung von Drogen in der Schwangerschaft siehe Kapitel B.7.4., Seite 54.

7.10. Das nichtgestillte Kind

Die Fütterung des Säuglings ist nur ein Teil der Stillbeziehung. Nähe, Berührung und Zärtlichkeit kann einem Flaschenkind genauso vermittelt werden.

Ratschläge:

– Versuchen Sie, das Erlebnis des Stillens soweit wie möglich nachzuah-
men. Nehmen Sie das Kind in die Arme. Halten Sie es, wann immer es
möglich ist, an der nackten Brust. Sprechen Sie mit ihm, schauen Sie
es an. Nichtstillen bedeutet oft auch weniger Zuwendung. Erfahrungsgemäß sind durch die leichtere Verdaulichkeit der Muttermilch
die Fütterungsabstände bei gestillten Kindern kürzer. Bei einer Stilldauer von sechs Monaten bedeutet das eine zusätzliche Beschäftigung
mit dem Säugling von 200 bis 300 Stunden.

– Babymassage, nach der Methode Auckett oder Leboyer, die Sie in
Kursen oder aus Büchern lernen können, ist ein guter Ausgleich.

– Ersatznahrung: Volladaptierte Milch ist der Muttermilch am ähnlich-
sten und wird von verschiedenen Firmen in guter Qualität angeboten.
Abzulehnen ist teiladaptierte Milch. Eltern, die ihr Kind mit Voll-
wertkost ernähren wollen, haben gute Erfahrungen mit Vollkornge-
treidebrei gemacht, der dem jeweiligen Alter angepaßt in Reform-
häusern angeboten wird.

Für jede Art von künstlicher Ernährung gilt die Ablehnung eines starren Fütterungsrhythmus. Die angegebenen Trinkmengen sind meistens keine Durchschnittswerte, sondern eher Obergrenzen. Der
Schnuller sollte ein kleines Loch haben, so daß die Milch nicht im
Strahl herausrinnt (ca. ein Tropfen pro Sekunde). Die Empfehlungen
des Kapitels »Bekommt mein Kind genug?« (siehe Kapitel D.7.2.,
Seite 161) sind auch für Flaschenkinder anwendbar.

8. Ein behindertes Kind

Die Angst, ein behindertes Kind zur Welt zu bringen, tritt bei fast jeder Frau während der Schwangerschaft auf. Trotzdem ist die Wahrscheinlichkeit gering. Etwa ein bis drei Prozent aller Neugeborenen in Mitteleuropa sind behindert [48].

Die Erkenntnis, daß gerade ihr Kind geschädigt ist, daß es vielleicht nie »normal« sein wird, ist für Mutter und Vater ein Schock. Alle Zukunftspläne, alle Träume und Vorstellungen über das Leben mit dem Baby sind mit einem Schlag zunichte gemacht.

Die ersten Reaktionen auf ein behindertes Kind sind sehr davon abhängig, um welche Art von Mißbildung es sich handelt: Kinder, die sichtbar »anders« sind, werden oft von ihren Eltern schwerer angenommen [49]. Wichtig ist, daß die Ärzte ehrlich über das Ausmaß der Behinderung Auskunft geben und nichts verheimlichen. Es hat auch keinen Sinn, die schreckliche Nachricht hinauszuzögern, bis es der Mutter »besser geht«.

Die Schwierigkeit des Krankenhauspersonals, den Eltern eines behinderten Kindes einfühlsam die Wahrheit zu sagen, wird von den Betroffenen oft als Mangel an Mitgefühl empfunden. In vielen Fällen werden Frauen mit Beruhigungsmitteln »getröstet«, um das Problem wegzuschieben. Diese weitverbreitete Methode hat nur zur Folge, daß das Reaktionsvermögen abstumpft und der notwendige Prozeß des Sich-Abfindens verlangsamt wird. Eine durch Beruhigungsmittel gedämpfte Frau bringt nur für das Krankenhauspersonal Vorteile, das sich nicht mit ihrem Schmerz und der eigenen Hilflosigkeit auseinandersetzen muß. Der Mutter nimmt es eine wichtige Möglichkeit, sich mit ihrem Kind in der sensiblen Phase nach der Geburt zu befreunden und die Behinderung anzunehmen.

Die oft übliche Praxis, den Vater einzuweihen, der es dann seiner Partnerin »schonend« beibringen soll, ist sehr belastend für die Beziehung.

Ebenso schlecht ist es, die Mutter allein zu informieren, während der Vater zu Hause ahnungslos den Nachwuchs feiert. Das Krankenhauspersonal sollte eine Möglichkeit finden, die Eltern gemeinsam zu informieren[50]. Wenn es keinen Partner gibt, ist es wichtig, eine Vertrauensperson zu finden, die der Mutter hilft, mit ihrem Schmerz fertig zu werden.

Das Kind den Eltern zunächst vorzuenthalten, wie es in vielen Krankenhäusern üblich ist, hat oft gravierende Folgen.

Zum ersten sind die Phantasien der Eltern über das Aussehen des Kindes meistens viel schlimmer als die Wirklichkeit. Aus mehreren Untersuchungen geht hervor, daß Eltern beim ersten Anblick ihres Neugeborenen erleichtert waren, weil die Mißbildungen weniger schlimm aussahen, als sie befürchtet hatten[51].

Zum zweiten ist gerade für ein krankes Kind die starke Bindungsphase (Bonding) unmittelbar nach der Geburt sehr wichtig (siehe Kapitel D.1., Seite 141). Ein behindertes Kind braucht besonders viel Liebe. Wenn möglich, sollte es auch gestillt werden. Chirurgische Eingriffe oder Spezialbehandlungen, bei denen Mutter und Kind getrennt werden müssen, sollten, wenn es die Gesundheit des Babys erlaubt, erst nach einigen Tagen oder Wochen durchgeführt werden. Die erste Zeit des sich Kennen- und Liebenlernens ist gerade für den Anfang einer belasteten Beziehung von großer Bedeutung. Aber selbst wenn sofort eine Operation notwendig ist, sollte man das Kind, wenn möglich, den Eltern zeigen und für ein paar Minuten in den Arm legen.

Ein zusätzliches Problem für die Eltern eines behinderten Kindes ist der Routinebetrieb auf geburtshilflichen Stationen. Die wenigsten Krankenhäuser sind auf die Situation eines behinderten Kindes und deren Folgen eingerichtet. Oft müssen Frauen mit ihrem kranken Säugling unter strahlenden Müttern und gesunden Kindern liegen und sich nach den üblichen Besuchszeiten richten. Es wäre dringend notwendig, den Eltern ein eigenes Zimmer zur Verfügung zu stellen, wo sie sich gemeinsam ungestört mit ihren Gefühlen auseinandersetzen können.

Die Reaktionen auf ein behindertes Kind verlaufen bei den meisten Eltern in fünf Phasen[52]:

Schock
»Es war ein Gefühl, als ob die Welt unterginge«, beschreibt ein Vater diese erste Zeit der Verzweiflung. Weinen, Hoffnungslosigkeit und der Wunsch, die Flucht zu ergreifen, sind die bestimmenden Empfindungen.

Unglauben (Verleugnung)
Das Bedürfnis, die Situation ungeschehen zu machen und die Auswirkungen nicht wahrzuhaben, ist jetzt besonders stark. Manchmal ist der Wunsch da, das Kind »wegzuschaffen«, es sofort in ein Heim zu geben oder umzubringen.

Trauer, Wut, Angst
Die Trauer über das behinderte Kind wechselt oft mit Wut und Angst. Die Wut richtet sich manchmal gegen das Kind, das »mir das angetan hat«, gegen den Partner oder die Ärzte. Auch Angst um den Gesundheitszustand und die Zukunft des Kindes quält die Eltern.

Gleichgewicht
Langsam beginnen sich Mutter und Vater mit der Situation abzufinden. Das Selbstvertrauen wächst, für das Kind sorgen zu können. Manche erreichen dieses Gleichgewicht nach wenigen Wochen, andere brauchen Monate dazu.

Restabilisierung
In diesem Stadium erfolgt die Anpassung an die Realität. Die Eltern setzen sich mit der Verantwortung für dieses Kind auseinander. Ob es zu einem dauerhaften Akzeptieren der Behinderung kommt, hängt in Familien, wo es einen Partner gibt, stark von der Solidarität und dem gegenseitigen Beistand ab. Die Frage, ob das Kind in der Familie aufwachsen oder in einem Heim leben soll, wird davon beeinflußt.

Ein behindertes Kind verändert das Leben in der Familie und in der Gesellschaft sehr stark. Manchmal wächst eine Beziehung durch die gemeinsame schwere Aufgabe, häufig kommt es aber auch zum endgültigen Bruch.

Geschwister können das »Anders-Sein« der Schwester oder des Bruders meistens leichter verkraften als die Eltern. Sie leiden mehr unter der Trauer und der Verzweiflung der Erwachsenen als unter der Behinderung des Geschwisters[53]. Es ist immer wieder erstaunlich, wie liebevoll und selbstverständlich sie ihr Geschwisterchen annehmen und manchmal sogar stolz darauf sind, daß es »etwas Besonderes« ist. Die Haltung der Eltern ist ausschlaggebend für die gesunden Geschwister. Wichtig ist, daß das behinderte Kind nicht stark bevorzugt wird und durch seine stärkere Bedürftigkeit dem gesunden Kind seinen Platz wegnimmt. Kinder, die sich dadurch ungeliebt fühlen, können mit Bettnässen und anderen Verhaltensstörungen reagieren. Behinderte Kinder brauchen gezielte Förderung und Therapie. In den meisten Fällen kann dadurch die Behinderung zwar nicht beseitigt, aber kompensiert werden. Andere Fähigkeiten werden stärker gefördert und Einschränkungen vermieden, die durch die Behinderung als Folgeerscheinungen entstehen können (z. B. taube Kinder, die stumm bleiben, obwohl sie sprechen lernen könnten). In Österreich ist die Wichtigkeit der Förderung behinderter Kinder von Geburt an noch wenig bekannt. Oft wird, von ahnungslosen Ärzten falsch beraten, das behinderte Kind im Babyalter überhaupt nicht behandelt. In Deutschland ist es vor allem Theodor Hellbrügge, der mit seinem Münchner Kinderzentrum Bahnbrechendes auf dem Gebiet der Frühförderung und Therapie, besonders des Mongolismus, geleistet hat[54]. Er konnte nachweisen, daß – da die Lernfähigkeit des menschlichen Gehirns nie so groß ist wie in den ersten Lebensjahren – die Frühförderung behinderter Kinder unbedingt wenige Monate nach der Geburt beginnen muß.

Sowohl in der BRD als auch in Österreich stehen behinderten Kindern besondere finanzielle Unterstützungen zu. Man sollte sich bei der zuständigen Ortsverwaltung (Sozialamt, Fürsorgeamt, Finanzamt etc.) genau danach erkundigen.

»Kinder können lernen, mit einer Behinderung zu leben. Aber sie können nicht gut ohne die innere Überzeugung leben, daß ihre Eltern sie durch und durch liebenswert finden.«
(Bruno Bettelheim)

9. Wenn das Kind stirbt

Besonders schmerzlich ist der Verlust eines Kindes, das, sehnsüchtig erwartet, bei oder kurz nach der Geburt stirbt. Es ist der Verlust eines geliebten Menschen, der in der Vorstellung der Eltern schon sehr real war, aber auch die Nichterfüllung einer Wunschvorstellung. Der Verlust eines Kindes in einem früheren Stadium der Schwangerschaft, wenn schon kindliche Bewegungen spürbar sind, ist oft mit ähnlich starken Trauergefühlen verbunden[55].

Der Schock, die Trauer und häufig auch die Wut auf das Krankenhauspersonal, »dem es nicht gelungen ist, das Kind zu retten«, sind wichtig zur Verarbeitung dieses einschneidenden Erlebnisses. Häufig werden diese Gefühle im Krankenhaus unterdrückt: Das Kind wird so rasch wie möglich beseitigt, um »den Eltern den Anblick zu ersparen«, die Mutter großzügig mit Beruhigungsmitteln versorgt, damit sie »leichter vergessen kann«[56]. Verschiedene Arbeiten (z. B. Culberg und Kennell) weisen darauf hin, daß die Trauer um das verstorbene Kind, das Zulassen von Schmerz, Haß und Wut und die Verabschiedung von dem kleinen Leichnam für die meisten Eltern eine große Erleichterung sind und die Trauerarbeit beschleunigen. Eltern, die den Wunsch haben, ihr Kind zu sehen, zu berühren oder in die Arme zu nehmen, sollten ungestört Gelegenheit dazu haben[57]. Dr. Hugh Jolly, Kinderarzt am Londoner Charing Cross Hospital, hält den Kontakt zum toten Kind für unerläßlich und empfiehlt, »die Eltern erst gar nicht zu fragen, ob sie das Baby sehen möchten«. Auch sollte der Vater, anstatt nach Hause geschickt zu werden, ein Bett im Zimmer seiner Frau bekommen[58].

In vielen Krankenhäusern werden Frauen nach Totgeburten auf der normalen Wöchnerinnenstation untergebracht. Der Anblick glücklicher Mütter mit Babys im Arm ist in dieser Situation eine unnötige Grausamkeit. Das Krankenhauspersonal sollte unbedingt eine Möglichkeit finden, diese Frauen in einem Einzelzimmer oder, noch besser, auf einer anderen Station unterzubringen. Auch die häufig gebrauchten Trostworte: »Es war für das Kind das Beste, daß es gestorben ist« oder »Sie können ja jederzeit ein anderes bekommen«, bewirken meistens nur, daß die Betroffenen sich in ihrem Schmerz unverstanden fühlen. Aus Gesprächen mit Eltern mehrere Monate nach dem Tod ihres Neugeborenen läßt sich die Wichtigkeit des Verhaltens von Ärzten und Schwestern ermessen. Teilnehmende Trauer und Mitgefühl wurden als sehr trostreich empfunden. Zugleich äußerten sich diese Eltern empört über Krankenhauspersonal, das sich der Aufgabe, den Betroffenen die traurige Mitteilung zu machen, allzu rasch entledigt hatte oder kurz angebunden war [59].

Die amerikanischen Professoren für Kinderheilkunde, Marshall H. Klaus und John H. Kennell, sind nicht nur der Ansicht, daß das totgeborene Kind begraben werden soll, um ihm einen Platz in der Realität zu geben, sie glauben auch, daß der Kontakt zu den wenigen Menschen, die das Baby »gekannt« haben, eine Zeitlang zur Verarbeitung des Schmerzes aufrechterhalten werden soll [60]. So ist es am Rainbow Baby's and Children's Hospital in Cleveland, Ohio, an dem die beiden Kinderärzte arbeiten, üblich, die Eltern im Anschluß an ein Gespräch unmittelbar nach der Geburt noch zweimal zu treffen. Im ersten dieser Gespräche, zwei oder drei Tage nach der Geburt, werden die Eltern gebeten, von ihren Gefühlen und den daraus entstandenen Problemen zu erzählen. Es soll ihnen vermittelt werden, daß ihre heftigen Reaktionen normal und gesund sind. Wesentlich ist aber, daß ein großer Teil der Zeit dem einfühlsamen Zuhören gehört. In der zweiten Begegnung, drei bis sechs Monate nach dem Tod des Kindes, versuchen die Ärzte herauszufinden, ob der Trauerprozeß normal abläuft und keine schweren seelischen Störungen eingetreten sind [61].

In den meisten Krankenhäusern ist die seelische Nachbetreuung der Eltern eines totgeborenen Kindes nicht üblich. Trotzdem ist sie in jedem Fall notwendig. Nahestehende Verwandte oder Freunde sollten sich mit den Folgen dieses Ereignisses auseinandersetzen und den Betroffenen Hilfe anbieten. Zusammenfassend lassen sich fünf Reaktionen, die meistens in der Phase der Trauer auftreten, festhalten [62]:

- Körperliche Störungen
- Die Beschäftigung mit dem Bild des verstorbenen Kindes beherrscht das Denken
- Schuldgefühle

- Feindselige Reaktionen
- Verlust des gewohnten Verhaltens.

Oft ist der Tod eines Babys auch eine starke Belastung für die Partnerschaft. Trauer bedeutet meistens auch einen Verlust an zwischenmenschlicher Wärme[63], ein Sich-Zurückziehen auf den eigenen Schmerz. Eltern, die nicht miteinander reden können, entfernen sich voneinander und bauen Aggressionen auf[64]. Den Schmerz teilen, miteinander weinen, kann sehr trostreich sein. Häufig reagieren Männer auf die schwierige Situation mit verstärkter Aktivität. Sie nehmen Nebenbeschäftigungen oder andere Verpflichtungen an, die sie außer Haus führen. Das bedeutet eine zusätzliche Beeinträchtigung der Kommunikation[65]. Für viele Väter ist es auch schwierig, die Reizbarkeit und Aggression als Bestandteil der Trauer der Partnerin nicht auf sich zu beziehen. Gutgemeinte Versuche, sie durch Ausgehen und andere Ablenkungen daran zu hindern, an das Baby zu denken, sind nicht sehr erfolgreich, weil sie den natürlichen Impuls unterdrücken, sich der Trauer hinzugeben. In einer schwedischen Untersuchung wurde festgestellt, daß dadurch die Zeitspanne verlängert wird, die die Mutter braucht, um wieder ihr Gleichgewicht zu finden[66].
Die Reaktionen der Geschwister sind stark vom Verhalten der Eltern abhängig. Häufig sind Mutter und Vater so mit ihrem Schmerz beschäftigt, daß sie ihre Gefühle nicht mit den Kindern teilen können und keine Erklärung abgeben, warum sie so verändert reagieren. Das kann schwerwiegende Folgen auf die Psyche auch schon sehr kleiner Kinder haben. Schuldgefühle, weil das Geschwister sich vielleicht irgendwann einmal gewünscht hat, der »Rivale« möge sterben, oder die Vorstellung, daß die Trauer der Eltern mit seinem Verhalten etwas zu tun haben könnte, quälen es häufig. Es ist für ein Kind, das immer einen wichtigen Platz im Leben seiner Eltern hatte, auch nicht zu begreifen, daß sie plötzlich gleichgültig reagieren und kaum ansprechbar sind[67].

E. Die Frau ohne Partner

Frauen, die sich bewußt oder unter dem Zwang der Umstände ohne Partner für ein Kind entscheiden, sind oft besonders belastet. Die Zeit der Schwangerschaft bringt eine Fülle von neuen Situationen mit sich. Die seelischen und körperlichen Veränderungen machen es für viele Frauen schwer, ohne Hilfe von außen auszukommen. Freunde oder Verwandte, zu denen die werdende Mutter eine gute Beziehung hat, können Sorgen und Ängste, aber auch die Freude mit ihr teilen und wichtige Unterstützung geben.

Viele Frauen scheuen sich davor, diese Betreuung anzunehmen oder darum zu bitten. Besonders wenn das Baby erwünscht war, ist es nicht einfach, die Rolle der selbstbewußten, starken Frau gelegentlich abzustreifen und sich einfach beraten oder trösten zu lassen.

Manche Schwangere haben Angst, die Geburt ihres Kindes allein zu erleben. Für die meisten ist eine vertraute Person, mit der sie das Glücksgefühl und die Schmerzen teilen können, besonders wichtig. In manchen Krankenhäusern kann es auch vorkommen, daß man Unterstützung braucht, um sich besser durchsetzen zu können. Aber auch in der Zeit nach der Geburt sollte eine alleinstehende Frau nicht den Anspruch an sich stellen, mit allem allein fertig zu werden. Niemand wird die Bitte um Hilfe als Versagen oder Unfähigkeit verstehen.

Ratschläge für die Frau:

– Stellen Sie keine zu großen Ansprüche an Ihr eigenes Verhalten, bitten Sie um Hilfe, wenn es Ihnen schlecht geht.
– Besuchen Sie einen Geburtsvorbereitungskurs. Das Reden über Ihre Situation kann Ihnen helfen.
– Wenn Sie nicht gerne allein die Geburt Ihres Kindes erleben wollen, überlegen Sie frühzeitig, welche Person Ihres Vertrauens Sie begleiten könnte.

- Bereiten Sie möglichst viel für die Zeit nach der Geburt vor. Es ist vorteilhaft, für die ersten Wochen eine Hilfe für die Arbeit im Haushalt zu finden.

- Erkundigen Sie sich, welche Unterstützung Sie von staatlichen Organisationen zu erwarten haben. Es gibt eine ganze Reihe von finanziellen Hilfen, die Sie beantragen können.

F. Frauen in der Arbeitswelt

Fast zwei Drittel der berufstätigen Frauen in Österreich haben manchmal das Gefühl, die geforderte Leistung nicht mehr erbringen zu können. Mehr als ein Drittel glauben, daß sie ihre Tätigkeit nicht ohne größere gesundheitliche Beeinträchtigung bis zur Pension durchhalten können[1]. Trotzdem ist die Arbeit als Krankmacher ein Tabu in unserer Gesellschaft. Die heute am häufigsten verbreiteten Krankheiten – Herz-Kreislauf-Erkrankungen, Verschleißerscheinungen des Bewegungs- und Stützapparates, chronische Atemwegs- und Magen-Darm-Erkrankungen – werden »Zivilisationskrankheiten« genannt, ohne Bezugnahme darauf, daß die Bedingungen am Arbeitsplatz viele dieser Krankheiten mitverschulden. Aber auch psychischen Störungen durch Leistungszwang, Streß, Monotonie usw. wird viel zu wenig Bedeutung beigemessen. In einer Umfrage unter Arbeiter(inne)n in Oberösterreich führen 66,7 Prozent gesundheitliche Störungen auf ihre berufliche Tätigkeit zurück[2].

Frauen, die ein Kind erwarten, sind von den Belastungen am Arbeitsplatz in verstärktem Ausmaß betroffen. Die großen körperlichen und seelischen Veränderungen machen sie besonders für Erkrankungen anfällig, die durch die Arbeit entstehen können. Das deutsche und österreichische Mutterschutzgesetz enthalten eine ganze Reihe von Bestimmungen, die eine Gefährdung des Ungeborenen verhindern sollen (siehe Kapitel F.1., Seite 153).

Trotz dieser gesetzlichen Einschränkungen für werdende Mütter gibt es eine ganze Reihe vor allem seelischer Belastungen, für die das Gesetz keine Lösung vorsieht.

Die Mehrzahl der arbeitenden Frauen ist aufgrund unserer Gesellschaftsstruktur gezwungen, Berufe auszuüben, die wenig Spielraum für selbstverantwortliche Tätigkeit lassen. Ob es sich um Fabrikarbeit oder um Dienstleistungsberufe handelt, das Argument, »Frauenarbeit ist gleich leichte Arbeit« (und daher auch meistens noch schlechter bezahlt), bedarf einer Überprüfung. Nach einer deutschen Studie zur Arbeitssituation von Frauen in unterschiedlichsten Tätigkeitsbereichen leiden mehr als die Hälfte unter der nervlichen Belastung am Arbeitsplatz. Diese wird also drückender empfunden als die körperlichen Belastungen mit 36 Prozent[3].

Während schwangere Frauen gegen körperliche Überlastung weitgehend durch die Arbeitsverbote im Mutterschutzgesetz geschützt sind und auch der Umgang mit giftigen Stoffen durch die darin genannten Punkte 3 und 4 untersagt wird, gibt es wenig Einschränkungen, die die Psyche schützen. Zwar kann im Einzelfall der Amtsarzt oder das Arbeitsinspektorat die Arbeitsunfähigkeit der Schwangeren bestätigen, es ist jedoch fraglich, ob in einer Geburtshilfe, die die seelischen Ursachen der Frühgeburt negiert, das ausreichend häufig geschieht.

Eine vollkommen ungeschützte Gruppe von berufstätigen Frauen sind die Hausfrauen. Weder wird ihre Arbeit anerkannt, noch sind sie gesetzlich geschützt. Dabei leiden gerade Hausfrauen besonders häufig unter Schlafstörungen, Wetterempfindlichkeit, Schwäche, Müdigkeit, Nervosität, Schwindel, Kreislaufstörungen usw.[4].

Doppeltbelastete Frauen, die neben ihrer bezahlten Arbeit auch noch Hausarbeit leisten müssen, sind auch doppelt gefährdet.

Ratschläge:

– Sie haben mehr Rechte, als Sie glauben.
– Überprüfen Sie anhand des Mutterschutzgesetzes (bei der Gewerkschaft oder einer Arbeiterkammer zu bekommen), ob Ihre Arbeit unter eines der Arbeitsverbote fällt.
– Drängen Sie auf eine körpergerechte (ergonomische) Gestaltung Ihres Arbeitsplatzes.
– Wenn Sie sich seelisch, etwa durch Streß am Arbeitsplatz, überfordert fühlen, sprechen Sie mit dem Arzt Ihres Vertrauens. Vielleicht kann er eine Arbeitsfreistellung befürworten.
– Lassen Sie sich als Hausfrau nicht diskriminieren. Ihre Arbeitsbelastung hat eine ebenso große Berechtigung, ernst genommen zu werden, wie die der entlohnten Kolleginnen. Fordern Sie vom Partner, daß er die Arbeit mit Ihnen teilt.

1. Die Mutterschutzgesetze in der Bundesrepublik Deutschland und in Österreich [5, 6]

Das deutsche und das österreichische Mutterschutzgesetz räumen Frauen in der Schwangerschaft und nach der Geburt Sonderrechte ein. Zahlreiche gesetzliche Auflagen sollen die Gesundheit und die Rechte werdender Mütter schützen. Während die allgemeinen Bestimmungen über Länge der Schutzfrist, Mutterschutzurlaub, Entgeltsanspruch, Nachtarbeit, Sonn- und Feiertagsarbeit, Kündigungsverbot usw. in der Regel von den Arbeitgebern eingehalten werden, gibt es einige Sonderbestimmungen, die wenig bekannt sind und daher von den Frauen selten eingefordert werden.

1.1. Beschäftigungsverbot

Neben den umfassenden Bestimmungen über ein Beschäftigungsverbot in der Schutzfrist gibt es eine Reihe von Arbeiten, die während der Schwangerschaft verboten sind. Das deutsche und das österreichische Mutterschutzgesetz sind inhaltlich in den meisten Fällen deckungsgleich. Änderungen oder Zusätze der deutschen Fassung werden in der Klammer erwähnt. Während in der BRD diese Bestimmungen auch für Frauen gelten, die stillen, sieht das österreichische Gesetz einen generellen Schutz für Arbeitnehmerinnen nur bis zum Ablauf von 8 Wochen nach der Entbindung vor. Bis zu zwölf Wochen danach gelten mit wenigen Einschränkungen die unten angeführten Arbeitsverbote. Darüber hinaus kann das Arbeitsinspektorat oder der Amtsarzt für Frauen, die in den ersten Monaten nach der Geburt nicht voll leistungsfähig sind, dem Arbeitgeber Maßnahmen zum Schutz der Gesundheit auferlegen.

Frauen, die in dieser Zeit nicht arbeitsfähig sind, dürfen nicht beschäftigt werden.

Österreich: Paragraph 4,

BRD: Paragraphen 2, 4 und 6

Werdende Mütter (und stillende in der BRD) dürfen nicht mit schweren körperlichen Arbeiten und nicht mit Arbeiten beschäftigt werden, die nach Art des Arbeitsvorganges oder der verwendeten Arbeitsstoffe oder -geräte für ihren Organismus während der Schwangerschaft oder für das werdende Kind schädlich sind:

– Arbeiten, bei denen regelmäßig Lasten von mehr als 5 kg Gewicht oder gelegentlich Lasten von mehr als 10 kg Gewicht ohne mechanische Hilfsmittel von Hand gehoben oder regelmäßige Lasten von mehr als 8 kg Gewicht oder gelegentlich Lasten von mehr als 15 kg Gewicht ohne mechanische Hilfsmittel von Hand bewegt oder befördert werden, sind verboten (in Deutschland gibt es keine Erweiterung auf 8 und 15 kg). Wenn größere Lasten mit mechanischen Hilfsmitteln gehoben, bewegt oder befördert werden, darf die körperliche Beanspruchung nicht größer sein als bei den oben genannten Arbeiten.

– Arbeiten, die von werdenden Müttern (und stillenden in der BRD) überwiegend im Stehen verrichtet werden müssen (BRD: mehr als vier Stunden ständig stehen oder gehen) sowie Arbeiten, die diesen in ihrer statischen Belastung gleichkommen (BRD: kein Zusatz der statischen Belastung), sind verboten, es sei denn, daß Sitzgelegenheiten zum kurzen Ausruhen benützt werden können. Nach Ablauf des fünften Monates der Schwangerschaft sind solche Arbeiten auch dann verboten, wenn Sitzgelegenheiten zum kurzen Ausruhen benützt werden können, sofern sie länger als vier Stunden täglich verrichtet werden. (In der BRD gibt es einen Zusatz über die Arbeit im ständigen Sitzen: Die Arbeitnehmerin muß Gelegenheit zur kurzen Unterbrechung der Arbeit haben, damit sie auch einmal aufstehen, sich bewegen oder ggf. etwas Ausgleichsgymnastik betreiben kann.)

– Verboten sind Arbeiten, bei denen die Gefahr einer Berufserkrankung im Sinne der einschlägigen Vorschriften des Allgemeinen Sozialversicherungsgesetzes (in der BRD: Berufskrankheit VO) gegeben ist.

– Arbeiten, bei denen die werdenden Mütter schädlichen Einwirkungen von gesundheitsgefährdenden Stoffen oder Strahlen, von Staub, Gasen oder Dämpfen, von Hitze, Kälte oder Nässe ausgesetzt sind (in der BRD Zusatz von Erschütterung oder Lärm)

– Die Bedienung von Geräten und Maschinen mit Fußantrieb, sofern damit eine hohe Fußbeanspruchung verbunden ist

– Die Beschäftigung auf Beförderungsmitteln (BRD: erst nach Ablauf des dritten Monats)
– Das Schälen von Holz mit Handmessern
– Akkordarbeiten, akkordähnliche Arbeiten, Fließarbeiten mit vorgeschriebenem Arbeitstempo und leistungsbezogene Prämienarbeiten sind nach Ablauf des 5. Schwangerschaftsmonates generell untersagt. Vorher sind sie auch dann verboten, wenn die damit verbundene durchschnittliche Arbeitsleistung die Kräfte der werdenden Mutter übersteigt (BRD: keine zeitliche Eingrenzung).
– Werdende Mütter dürfen nicht mit Arbeiten beschäftigt werden, bei denen sie mit Rücksicht auf ihre Schwangerschaft besonderen Unfallgefahren ausgesetzt sind. Dazu gehören vor allem Arbeiten auf Gerüsten, Leitern und erhöhten Standplätzen sowie sonstige Arbeiten, die ein besonderes Gleichgewicht erfordern (abweichender Text in der BRD: ... bei denen sie erhöhten Unfallgefahren, insbesondere der Gefahr auszugleiten, zu fallen oder abzustürzen ausgesetzt sind). Im Zweifelsfall entscheidet das Arbeitsinspektorat, ob eine Arbeit unter dieses Verbot fällt.
– Werdende Mütter dürfen mit Arbeiten, bei denen sie sich häufig übermäßig strecken oder beugen oder bei denen sie häufig hocken (BRD: dauernd hocken) oder sich gebückt halten müssen, sowie bei Arbeiten, bei denen der Körper übermäßigen Erschütterungen ausgesetzt ist, nicht beschäftigt werden, wenn das Arbeitsinspektorat auf Antrag der Dienstnehmerin oder von Amts wegen entscheidet, daß diese Arbeiten für den Organismus der werdenden Mutter oder für das Kind schädlich sind (BRD: keine Einschränkung auf Antrag des Arbeitsinspektorats. Die Erschütterung wird an anderer Stelle, nämlich bei der Belastung durch Stoffe, Strahlen, Lärm usw. genannt.)

1.2. Gestaltung des Arbeitsplatzes

Das deutsche Mutterschutzgesetz schreibt im Paragraph 2 Abs. 1 vor, daß der Arbeitgeber bei der Einrichtung und der Unterhaltung des Arbeitsplatzes einschließlich der Maschinen, Werkzeuge und Geräte und bei der Regelung der Beschäftigung die erforderlichen Vorkehrungen und Maßnahmen zum Schutze von Leben und Gesundheit der werdenden Mutter zu treffen hat.

Beispiel:
Arbeitssitze und Arbeitstische müssen den körperlichen Gegebenheiten (ergonomisch) angepaßt werden, um Schädigungen durch ungünstige Körperhaltung während der Arbeit zu vermeiden. In besonderen Fällen kann es erforderlich sein, Fußstützen anzubringen, eine bessere Beleuchtung zu schaffen oder Vorkehrungen zur Vermeidung von Zugluft zu treffen.

Das österreichische Mutterschutzgesetz enthält keinen Passus über die Gestaltung des Arbeitsplatzes, jedoch sind im Arbeitnehmerschutzgesetz generelle Vorschriften über die Arbeitsplatzgestaltung enthalten.

1.3. Stillzeit

Österreich: Paragraph 9
BRD: Paragraph 7
– Stillenden Müttern ist auf Verlangen die zum Stillen ihrer Kinder erforderliche Zeit freizugeben. Diese Freizeit hat an Tagen, an denen die Dienstnehmerin mehr als viereinhalb Stunden arbeitet, fünfundvierzig Minuten zu betragen; bei einer Arbeitszeit von acht oder mehr Stunden ist auf Verlangen zweimal eine Stillzeit von je 45 Minuten oder, wenn in der Nähe der Arbeitsstätte keine Stillgelegenheit vorhanden ist, einmal eine Stillzeit von 90 Minuten zu gewähren (BRD: muß die stillende Mutter mindestens zweimal täglich eine halbe Stunde oder einmal täglich eine Stunde frei bekommen und zwar ohne Rücksicht auf die tatsächliche Dauer ihrer täglichen Arbeitszeit. Bei einer zusammenhängenden Arbeitszeit von mehr als 8 Stunden – dies ist anzunehmen, soweit die Arbeitszeit nicht durch eine Ruhepause von mindestens zwei Stunden unterbrochen wird – soll auf Verlangen zweimal eine Stillzeit von mindestens 45 Minuten oder, wenn in der Nähe der Arbeitsstätte keine Stillgelegenheit vorhanden ist, einmal eine Stillzeit von mindestens 90 Minuten gewährt werden).
– Durch die Gewährung der Stillzeit darf kein Verdienstentfall eintreten. Die Stillzeit darf von stillenden Müttern nicht vor- oder nachgearbeitet und nicht auf die in anderen gesetzlichen Vorschriften oder kollektivvertraglichen Bestimmungen vorgesehenen Ruhepausen angerechnet werden.

– Das Arbeitsinspektorat kann, wenn es die besonderen Verhältnisse im Einzelfall erfordern, dem Dienstgeber im Rahmen der Absätze 1 und 2 bestimmte Stillzeiten auftragen (in der BRD entscheidet der Betriebsarzt, die Aufsichtsbehörde oder eine Hebamme).

– Auf Antrag des Arbeitsinspektorates kann die zuständige Verwaltungsbehörde die Einrichtung von Stillräumen vorschreiben (in der BRD muß, wenn das Kind zum Stillen zur Arbeitsstätte gebracht werden muß, ein Raum zur Verfügung gestellt werden).

Was ist eine »Stillende Mutter«? (kein Passus im österreichischen Gesetz)

Als stillende Mutter gilt jede Wöchnerin, die ihr eigenes Kind selbst stillt. Das ist auch dann gegeben, wenn die Wöchnerin die Muttermilch abpumpt und sie dann dem eigenen Kind zuführt. Unerheblich ist es, ob das Kind ausschließlich auf natürliche Weise oder auch zusätzlich mit der Flasche ernährt wird. Jedoch muß die natürliche Ernährung in einem wesentlichen Umfang erfolgen und für das Gedeihen des Säuglings nützlich sein. Bei Mehrlingsgeburten genügt es, wenn die Mutter mindestens ein Kind stillt. Dagegen sind keine Stillzeiten zu gewähren, wenn eine Mutter nicht ihr eigenes, sondern ein fremdes Kind stillt.

Eine zeitliche Begrenzung der Stillgewährung gibt es in der BRD nicht (kein Passus im österreichischen Gesetz). Der Arbeitgeber muß so lange Stillzeit gewähren, solange die Mutter tatsächlich stillt.

Diese Aufzählung von Gesetzesbestimmungen während der Schwangerschaft, nach der Geburt und für die Stillzeit ist nur ein Auszug aus den sehr ausführlichen und komplexen Mutterschutzgesetzen in Deutschland und Österreich.

Genaue Auskunft kann man bei einer der unten genannten Stellen erhalten:

Gewerkschaft
Arbeiterkammer
Gesundheitsministerium
Sozialministerium
Arbeitsinspektorate
Krankenkassen

G. Medikamente während der Schwangerschaft und Stillzeit

Die Verwendung von Medikamenten während der Schwangerschaft und Stillzeit sollte soweit wie möglich vermieden werden. Die wissenschaftlichen Forschungen auf diesem Gebiet stehen noch am Anfang. Viele Risiken für das Ungeborene oder den Säugling werden bis jetzt nur vermutet. Die Ergebnisse aus Tierversuchen sind oft wenig aussagekräftig und experimentelle Untersuchungen über Arzneimittelwirkungen während der Schwangerschaft sind aus ethischen Gründen nicht möglich. Die beste Vorsorge ist, jede unnötige Arzneimitteleinnahme zu meiden.

Es sollte jedoch in jedem einzelnen Fall von einem Arzt abgewogen werden, ob durch ein Vermeiden oder ein Absetzen eines Arzneimittels die Gesundheit der Mutter gefährdet ist. In der Stillzeit kann unter Umständen das Aufhören des Stillens die günstigere Lösung sein.

Die folgenden Risikoabwägungen von Arzneimitteln während der Schwangerschaft und der Stillzeit sind dem Buch *Bittere Pillen* 1986/87 von K. Langbein, H. P. Martin, H. Weiss entnommen.

Es werden in den folgenden Abschnitten nur die häufigsten Krankheitsgebiete besprochen, und aus Platzgründen können auch nur die meistverwendeten Arzneimittel angeführt werden.

Zu beachten:
Sie sollten in jedem Fall, wenn Sie ein Arzneimittel verwenden, vorher mit einem Arzt darüber sprechen. Bei ungeklärten Fragen können Sie sich auch an ein pharmakologisches Institut der nächsten Universitätsklinik wenden.

1. Schmerz- und fiebersenkende Mittel

(SCHWANGERSCHAFT)
In begründeten Fällen ist die Verwendung von reinen Paracetamol-Präparaten wie z. B. *Ben-u-ron (BRD), Paracetamol-Ratiopharm (BRD)* vertretbar. Von der Verwendung anderer Schmerzmittel (z. B. *Aspirin [BRD/Ö], Aspro [BRD/Ö], Thomapyrin [BRD], Thomapyrin Neu [Ö]* etc.) ist abzuraten, weil Risiken für das Kind nicht ausgeschlossen werden können.

(STILLZEIT)
In begründeten Fällen ist die Verwendung von reinen Paracetamol-Präparaten wie z. B. *Ben-u-ron (BRD), Paracetamol-Ratiopharm (BRD)* vertretbar. Von der Verwendung anderer Schmerzmittel (z. B. *Aspirin [BRD/Ö], Aspro [BRD/Ö], Thomapyrin [BRD], Thomapyrin Neu [Ö]* etc.) ist abzuraten, weil Risiken für das Kind nicht ausgeschlossen werden können.

2. Starke Schmerzmittel

(SCHWANGERSCHAFT)
Die Verwendung von starken Schmerzmitteln wie z. B. *Alodan (Ö), Dilaudid-Atropin (BRD), Dipidolor (BRD/Ö), Dolantin (BRD), Fortral (BRD/Ö), Jetrium (BRD), Morphinum HCI (BRD), Pantopon (BRD/Ö), Temgesic (BRD), Tramal (BRD/Ö), Valoron N (BRD), Vilan (Ö)* ist nur in begründeten Ausnahmefällen kurzzeitig vertretbar. Während der Geburt sollten vor allem Methadon-haltige Schmerzmittel wie z. B. *Heptadon (Ö), L-Polamidon (BRD), L-Polami-*

don C (BRD) etc. nicht verwendet werden.

(STILLZEIT)
Von der Verwendung starker Schmerzmittel wie z. B. *Alodan (Ö), Dilaudid-Atropin (BRD), Dipidolor (BRD/Ö), Dolantin (BRD), Fortral (BRD/Ö), Jetrium (BRD), L-Polamidon (BRD), L-Polamidon C (BRD), Morphinum HCI (BRD), Pantopon (BRD/Ö), Temgesic (BRD), Tramal (BRD/Ö), Valoron N (BRD), Vilan (Ö)* etc. ist abzuraten oder man sollte aufhören zu stillen.

3. Kopfschmerz- und Migränemittel

(SCHWANGERSCHAFT)
Die Verwendung von reinen Para-

cetamol-Präparaten wie z. B. *Ben-u-ron (BRD), Paracetamol-Ratio-*

pharm (BRD) etc. sowie die Anwendung nicht medikamentöser Behandlungsmethoden ist vertretbar. Von der Verwendung anderer Kopfschmerz- und Migränemittel ist abzuraten.
(STILLZEIT)
Die Verwendung von reinen Paracetamol-Präparaten wie z. B. *Ben-*

u-ron (BRD), Paracetamol-Ratiopharm (BRD) etc. sowie die Anwendung nicht medikamentöser Behandlungsmethoden ist vertretbar. Von der Verwendung anderer Kopfschmerz- und Migränemittel ist abzuraten oder man sollte aufhören zu stillen.

4. Krampflösende Mittel (Spasmolytika)

(SCHWANGERSCHAFT)
Reine Atropin-haltige Mittel (wie z. B. *Atropinsulfat Drobena [BRD], Atropinsulfat Hameln [BRD], Atropinsulfat LIP [BRD], Atropinum sulfuric. [Ö], Atropinum Sulfuricum Cascan [BRD]* etc.) und reine Butylscopolamin-haltige Mittel (wie z. B. *Buscopan [BRD/Ö]* etc.) sind wegen vermuteter Risiken nur in begründeten Ausnahmefällen vertretbar.

(STILLZEIT)
Reine Atropin-haltige Mittel (wie z. B. *Atropinsulfat Drobena (BRD), Atropinsulfat Hameln [BRD], Atropinsulfat LIP [BRD], Atropinum sulfuric. [Ö], Atropinum Sulfuricum Cascan [BRD]* etc.) und reine Butylscopolamin-haltige Mittel (wie z. B. *Buscopan [BRD/Ö]* etc.) sind wegen vermuteter Risiken nur in begründeten Ausnahmefällen vertretbar oder man sollte aufhören zu stillen.

5. Schlafmittel

(SCHWANGERSCHAFT)
Die Verwendung von Baldrian und/oder Hopfen etc. ist vertretbar. (Siehe Kapitel B.8.8., Seite 64).
In begründeten Fällen ist die Verwendung von reinen Antihistaminika-haltigen Mitteln wie z. B. *Betadorm A (BRD), Dolestan (BRD), Halbmond (BRD), Hog-*

gar N (BRD), Mozambin plus (Ö) etc. und reinen Chloralhydrat-haltigen Mitteln wie z. B. *Chloraldurat (BRD)* vertretbar.
Von anderen Schlafmitteln, auch reinen Benzodiazepin-haltigen Mitteln wie z. B. *Dalmadorm (BRD/Ö), Eatan N (BRD), Halcion (BRD), Imeson (BRD), Mogadan (BRD), Mogadon (Ö),*

Noctamid (BRD / Ö), Planum (BRD), Remestan (BRD), Rohypnol (BRD / Ö), Staurodorm Neu (BRD) etc. ist abzuraten.
(STILLZEIT)
Die Verwendung von Baldrian

und / oder Hopfen etc. ist vertretbar. (Siehe Kapitel B.8.8., Seite 64) Von anderen Schlafmitteln ist wegen möglicher Nebenwirkungen beim Säugling abzuraten oder man sollte aufhören zu stillen.

6. Beruhigungsmittel

(SCHWANGERSCHAFT)
Die Verwendung von Baldrian- und / oder Hopfen-Präparaten wie z. B. *Baldrian-Dispert (BRD / Ö), Baldrian Drei Herzblätter (Ö), Baldrian Phyton (BRD), Hovaletten (BRD / Ö), Nervenruh (Ö), Plantival (BRD), Valdispert (BRD)* ist vertretbar. (Siehe Kapitel B.8.8., Seite 64)
Von anderen Beruhigungsmitteln ist abzuraten.

(STILLZEIT)
Die Verwendung von Baldrian- und / oder Hopfen-Präparaten wie z. B. *Baldrian-Dispert (BRD / Ö), Baldrian Drei Herzblätter (Ö), Baldrian Phyton (BRD), Hovaletten (BRD / Ö), Nervenruh (Ö), Plantival (BRD), Valdispert (BRD)* ist vertretbar. (Siehe Kapitel B.8.8., Seite 64)
Von anderen Beruhigungsmitteln ist abzuraten.

7. Mittel gegen Depressionen

(SCHWANGERSCHAFT)
Mittel wie z. B. *Anafranil (BRD / Ö), Aponal (BRD), Equilibrin (BRD), Ludiomil (BRD / Ö), Noveril (BRD / Ö), Saroten (BRD / Ö), Sinequan (Ö), Sinquan (BRD), Tofranil (BRD / Ö), Tryptizol (BRD / Ö)* sollten nur in begründeten Ausnahmefällen verwendet werden.
Von Mitteln, die Lithium-haltig sind (z. B. *Hypnorex Retard [BRD], Quilonum [BRD], Quilo-*

norm [Ö]) ist abzuraten. Sprechen Sie ausführlich mit Ihrem Arzt darüber.
(STILLZEIT)
Mittel wie z. B. *Anafranil (BRD / Ö), Aponal (BRD), Equilibrin (BRD), Ludiomil (BRD / Ö), Noveril (BRD / Ö), Saroten (BRD / Ö), Sinequan (Ö), Sinquan (BRD), Tofranil (BRD / Ö), Tryptizol (BRD / Ö)* sollten nur in begründeten Ausnahmefällen verwendet werden.

Von Mitteln, die Lithium-haltig sind (z. B. *Hypnorex Retard [BRD]*, *Quilonum [BRD]*, *Quilo-* *norm [Ö]*) ist abzuraten. Sprechen Sie ausführlich mit Ihrem Arzt darüber.

8. Mittel gegen Psychosen

(SCHWANGERSCHAFT)
Mittel wie z. B. *Buronil (Ö)*, *Ciatyl (BRD)*, *Dapotum (BRD/Ö)*, *Dapotum D (BRD/Ö)*, *Dapotum acutum (BRD/Ö)*, *Decentan (BRD/Ö)*, *Dipiperon (BRD/Ö)*, *Dominal (BRD/Ö)*, *Eunerpan (BRD)*, *Fluanxol (BRD/Ö)*, *Glianimon (BRD)*, *Haldol (BRD/Ö)*, *Haldol Decanoat (BRD)*, *Haloperidol-GRY (BRD)*, *Imap (BRD)*, *Lyogen (BRD/Ö)*, *Melveretten (BRD/Ö)*, *Melleril (BRD/Ö)*, *Neurocil (BRD)*, *Nozinan (Ö)*, *Taractan (BRD/Ö)*, *Taxilan (BRD)*, *Truxal (BRD/Ö)* sollten nur in begründeten Ausnahmefällen verwendet werden. Sprechen Sie ausführlich mit Ihrem Arzt darüber und beachten Sie das Kapitel 12., Seite 86.

(STILLZEIT)
Mittel wie z. B. *Buronil (Ö)*, *Ciatyl (BRD)*, *Dapotum (BRD/Ö)*, *Dapotum D (BRD/Ö)*, *Dapotum acutum (BRD/Ö)*, *Decentan (BRD/Ö)*, *Dipiperon (BRD/Ö)*, *Dominal (BRD/Ö)*, *Eunerpan (BRD)*, *Fluanxol (BRD/Ö)*, *Glianimon (BRD)*, *Haldol (BRD/Ö)*, *Haldol Decanoat (BRD)*, *Haloperidol-GRY (BRD)*, *Imap (BRD)*, *Lyogen (BRD/Ö)*, *Melveretten (BRD/Ö)*, *Melleril (BRD/Ö)*, *Neurocil (BRD)*, *Nozinan (Ö)*, *Taractan (BRD/Ö)*, *Taxilan (BRD)*, *Truxal (BRD/Ö)* sollten nur in begründeten Ausnahmefällen verwendet werden oder man sollte aufhören zu stillen. Sprechen Sie ausführlich mit Ihrem Arzt darüber und beachten Sie das Kapitel B.12., Seite 86.

9. Mittel gegen Epilepsie

(SCHWANGERSCHAFT)
Falls die Anfälle nicht spontan aufhören, sollten Schwangere ihre Medikamente unbedingt weiter einnehmen, weil die Anfälle ein größeres Risiko für Mutter und Kind darstellen als die möglichen Nebenwirkungen des Medika- ments. Sprechen und beraten Sie sich mit einem Arzt Ihres Vertrauens.
(STILLZEIT)
Mittel gegen Epilepsie sollte man nur in begründeten Ausnahmefällen verwenden oder aufhören zu stillen.

Benzodiazepin-haltige Präparate (z. B. Clonazepam, enthalten z. B. in *Rivotril [BRD/Ö]*) sollte man nicht verwenden oder aufhören zu stillen.

10. Rheumamittel

(SCHWANGERSCHAFT)
In begründeten Fällen ist zur Schmerzstillung die kurzzeitige Verwendung von reinen Paracetamol-Präparaten wie z. B. *Ben-u-ron (BRD), Paracetamol-Ratiopharm (BRD)* vertretbar.
Reine Glukokortikoid-haltige Mittel wie z. B. *Aprednislon (Ö), Betnesol (Ö), Celestan (BRD/Ö), Celestan-Biphase (Ö), Celestan Depot (BRD), Celestan solubile (BRD), Decadron-Phosphat (BRD), Decortilen (BRD), Decortin (BRD), Decortin H (BRD), Delphicort (BRD/Ö), Dexamethason Linz (Ö), Diprophos (Ö), Diprosone Depot (BRD), Fortecortin (BRD), Predni-H (BRD), Prednisolon-Linz (Ö), Solu Celestan (Ö), Solu Dacortin (Ö), Solu Decortin H (BRD), Solu Medrol (Ö), Triam-Injekt (BRD), Ultralan (BRD/Ö), Urbason (BRD/Ö), Urbason Solubile (BRD/Ö), Volon (BRD/ Ö), Volon A (BRD/Ö)* sollten nur in begründeten Ausnahmefällen verwendet werden.
Von der Verwendung anderer Schmerzmittel sowie Rheumamittel ist wegen nicht vertretbarer Risiken abzuraten.
Bei Erkrankung der Mutter an einer primären chronischen Polyarthritis oder Morbus Bechterew ist eine Therapie unbedingt erforderlich. Sprechen Sie ausführlich mit Ihrem Arzt darüber.
(STILLZEIT)
In begründeten Fällen ist zur Schmerzstillung die kurzzeitige Verwendung von reinen Paracetamol-Präparaten (z. B. *Ben-u-ron [BRD], Paracetamol-Ratiopharm [BRD]*) vertretbar.
Von anderen Schmerzmitteln sowie Rheumamitteln ist wegen nicht vertretbarer Risiken abzuraten oder man sollte aufhören zu stillen.

11. Gichtmittel

(SCHWANGERSCHAFT)
Die Verwendung von Gichtmitteln wie z. B. *Allopurinol-ratiopharm (BRD), Allopurinol Sieg-fried (BRD/Ö), Anturano (BRD), Benemid (BRD), Bleminol (BRD), Colchicum-Dispert (BRD), Epidropal (BRD), Gicht-*

ex (Ö), Narcaricin (BRD), Remid (BRD), Uricovac M (BRD / Ö), Uripurinol (BRD), Urosin (BRD / Ö), Urtias (BRD), Zyloric (BRD / Ö) ist nur in begründeten Fällen vertretbar.
(STILLZEIT)
Gichtmittel wie z. B. Anturano (BRD), Benemid (BRD), Colchicum-Dispert (BRD), Narcaricin (BRD), Uricovac M (BRD / Ö) sollten nur in begründeten Fällen verwendet werden.
Allopurinol-haltige Mittel wie z. B. Allopurinol-ratiopharm (BRD), Allopurinol Siegfried (BRD / Ö), Bleminol (BRD), Epidropal (BRD), Gichtex (Ö), Remid (BRD), Uripurinol (BRD), Urosin (BRD / Ö), Urtias (BRD), Zyloric (BRD / Ö) sind wegen nicht vertretbarer Risiken abzuraten oder man sollte aufhören zu stillen.

12. Einreibemittel bei Muskel- und Gelenkschmerzen

(SCHWANGERSCHAFT)
Die Verwendung folgender Mittel ist wenig zweckmäßig, es sind jedoch weder Risiken bekannt noch werden welche vermutet: z. B. für ABC-Pflaster (BRD / Ö), Arthrosenex (BRD), Capsiplast (Ö), Diphlogen (Ö), Direktan (Ö), Etrat Salbe (BRD), Fangotherm (BRD), Finalgon (BRD / Ö), Franzbranntwein (BRD), Kytta Plasma (BRD), Kytta-Salbe (BRD), Leukona Sulfomoor-Bad (BRD / Ö), Lindofluid (BRD), Pernionin-Vollbadlösung (BRD), Pinimenthol (BRD), Rubriment-Salbe, Essenz (BRD / Ö), Syviman (BRD), Vonum Cutan (BRD).
Nur in begründeten Fällen sind Salicylsäure-haltige oder Salicylsäure-Derivate-haltige Mittel wie z. B. ABC-Salbe (BRD), Akistin (BRD / Ö), Algesal (BRD), Algesal Latema (Ö), Ambenat (Ö), Ambene (BRD), Bayolin (BRD / Ö), Brachont (BRD), Dolo Arthrosenex (BRD), Dolo-Exhirud (BRD), Dolo Menthoneurin (BRD / Ö), Dolo Mobilat (BRD), Doloneuro-Gel (BRD), Enelbin (BRD), Etrat Gel (BRD / Ö), Latesyl (Ö), Leukona Rheuma (BRD / Ö), Menthoneurin (BRD / Ö), Midysalb-M (BRD), Mobilat (BRD / Ö), Mydalgan (BRD), Ostochont (BRD), Pasta Cool (Ö), Pernionin (BRD), Phardol (BRD), Phlogont (BRD), Rheumasan (BRD / Ö), Rubriment (BRD / Ö), Salhumin (BRD / Ö), Salistoperm (BRD), Trafuril (Ö) vertretbar.
(STILLZEIT)
Die Verwendung folgender Mittel ist wenig zweckmäßig, es sind jedoch weder Risiken bekannt noch werden welche vermutet: z. B. für ABC-Pflaster (BRD / Ö), Arthro-

senex (BRD), Capsiplast (Ö), Diphlogen (Ö), Direktan (Ö), Etrat Salbe (BRD), Fangotherm (BRD), Finalgon (BRD/Ö), Franzbranntwein (BRD), Kytta Plasma (BRD), Kytta-Salbe (BRD), Leukona Sulfomoor-Bad (BRD/Ö), Lindofluid (BRD), Pernionin-Vollbadlösung (BRD), Pinimenthol (BRD), Rubriment-Salbe, Essenz (BRD/Ö), Syviman (BRD), Vonum Cutan (BRD).
Wegen vermuteter Risiken sollten Salicylsäure-haltige oder Salicylsäure-Derivate-haltige Mittel wie z. B. *ABC-Salbe (BRD), Akistin (BRD/Ö), Algesal (BRD), Algesal Latema (Ö), Ambenat (Ö), Ambene (BRD), Bayolin (BRD/*

Ö), Brachont (BRD), Dolo Arthrosenex (BRD), Dolo-Exhirud (BRD), Dolo Menthoneurin (BRD/Ö), Dolo Mobilat (BRD), Doloneuro-Gel (BRD), Enelbin (BRD), Etrat Gel (BRD/Ö), Latesyl (Ö), Leukona Rheuma (BRD/Ö), Menthoneurin (BRD/Ö), Midysalb-M (BRD), Mobilat (BRD/Ö), Mydalgan (BRD), Ostochont (BRD), Pasta Cool (Ö), Pernionin (BRD), Phardol (BRD), Phlogont (BRD), Rheumasan (BRD/Ö), Rubriment (BRD/Ö), Salhumin (BRD/Ö), Salistoperm (BRD), Trafuril (Ö) nur in begründeten Ausnahmefällen verwendet werden.

13. Grippemittel

(SCHWANGERSCHAFT)
Vertretbar sind lediglich Hausmittel, homöopathische Mittel (z. B. *Metavirulent [BRD]*) und Naturheilmittel (z. B. *Contramutan [BRD]*). (Siehe Kapitel B.8.12., Seite 66.)
Zur Schmerzstillung ist die kurzzeitige Einnahme von reinen Paracetamol-haltigen Mitteln (z. B. *Ben-u-ron [BRD], Paracetamol-Ratiopharm [BRD]*) vertretbar.
Von anderen Grippemitteln ist wegen bekannter bzw. vermuteter Risiken abzuraten.

(STILLZEIT)
Vertretbar sind lediglich Hausmittel, homöopathische Mittel (z. B. *Metavirulent [BRD]*) und Naturheilmittel (z. B. *Contramutan [BRD]*). (Siehe Kapitel B.8.12., Seite 66.)
Zur Schmerzstillung ist die kurzzeitige Einnahme von reinen Paracetamol-haltigen Mitteln (z. B. *Ben-u-ron [BRD], Paracetamol-Ratiopharm [BRD]*) vertretbar.
Von anderen Grippemitteln ist wegen bekannter bzw. vermuteter Risiken abzuraten.

14. Hustenmittel

(SCHWANGERSCHAFT)
Für die Verwendung von Hustenbonbons (z. B. *Emser Pastillen echt [BRD/Ö], Hustinetten [BRD/Ö], Ipalat [BRD], Isla Moos [BRD], Pulmoll [BRD], Rheila [BRD], Wick Bonbons [BRD/Ö]*), Hustentees (z. B. *Heumann's Bronchialtee [Ö], Solubifix [BRD]*), Naturheilmittel (z. B. *Bronchicum [BRD], Scottopect Hustensaft [Ö]*), homöopathischen Mitteln (z. B. *Monapax [BRD]*) sowie z. B. *Emser Salz echt (BRD), Melrosum (BRD), Pertussin Hustensirup (Ö), Thymipin Hustensaft [BRD]* sind bis jetzt weder Risiken bekannt noch werden welche vermutet. Ihre Verwendung ist deshalb vertretbar.
Wegen der vermuteten Risiken ist die Verwendung von Codein-haltigen Mitteln (z. B. *Codeinum phosph. Compretten [BRD], Codipertussin [BRD/Ö], Paracodin [BRD/Ö], Remedacen [BRD]*) nur kurzfristig und in begründeten Ausnahmefällen vertretbar.
Clobutinol-haltige Mittel (z. B. *Silomat [BRD/Ö]*) sollten wegen der vermuteten Risiken im ersten Drittel der Schwangerschaft nicht verwendet werden. Später nur in begründeten Ausnahmefällen.

STILLZEIT
Für die Verwendung von Hustenbonbons (z. B. *Emser Pastillen echt [BRD/Ö], Hustinetten [BRD/Ö], Ipalat [BRD], Isla Moos [BRD], Pulmoll [BRD], Rheila [BRD], Wick Bonbons [BRD/Ö]*), Hustentees (z. B. *Heumann's Bronchialtee [Ö], Solubifix [BRD]*), Naturheilmittel (z. B. *Bronchicum [BRD], Scottopect Hustensaft [Ö]*), homöopatischen Mitteln (z. B. *Monapax [BRD]*) sowie z. B. *Emser Salz echt (BRD), Melrosum (BRD), Pertussin (BRD)* sind bis jetzt weder Risiken bekannt noch werden welche vermutet. Ihre Verwendung ist deshalb vertretbar.
Codein-haltige Mittel (z. B. *Codeinum phosph. Compretten [BRD], Codipertussin [BRD/Ö], Paracodin [BRD/Ö], Remedacen [BRD]*) sollte man nur in begründeten Ausnahmefällen verwenden oder aufhören zu stillen.
Clobutinol-haltige Mittel (z. B. *Silomat (BRD/Ö)*) sollten nur in begründeten Fällen verwendet werden.

15. Schnupfenmittel

(SCHWANGERSCHAFT)
Vertretbar sind homöopathische
Mittel wie z. B. *Euphorbium
comp. (BRD), Sinfrontal (BRD),
Sinuselect (BRD)* oder Naturheilmittel wie z. B. *Rekomill (BRD),
Sinupret (BRD).*
Nasentropfen und -sprays wie
z. B. *Coldan (Ö), Nasivin (BRD/
Ö), Olynth (BRD), Otriven
(BRD), Otrivin (Ö), Privin
(BRD/Ö), Rhinon (Ö), Rhino-
spray (BRD), Snup (BRD), Tyzi-
ne (BRD)* sollten nur in begründeten Fällen kurzfristig verwendet
werden.
Von der Verwendung von Schnup-
fenpillen ist wegen zweifelhafter
therapeutischer Wirksamkeit generell abzuraten.

(STILLZEIT)
Vertretbar sind homöopathische
Mittel wie z. B. *Euphorbium
comp. (BRD), Sinuselect (BRD),
Sinfrontal (BRD)* oder Naturheilmittel wie z. B. *Sinupret (BRD),
Rekomill (BRD).*
Nasentropfen und -sprays wie
z. B. *Coldan (Ö), Nasivin (BRD/
Ö), Olynth (BRD), Otriven
(BRD), Otrivin (Ö), Privin
(BRD/Ö), Rhinon (Ö), Rhino-
spray (BRD), Snup (BRD), Tyzi-
ne (BRD)* sollten nur in begründeten Fällen kurzfristig verwendet
werden.
Von der Verwendung von Schnup-
fenpillen ist wegen zweifelhafter
therapeutischer Wirksamkeit generell abzuraten.

16. Einreibe- und Inhalationsmittel

(SCHWANGERSCHAFT)
Die Verwendung von Einreibe-
und Inhalationsmitteln wie z. B.
*Babix (BRD), Baby Luuf (BRD/
Ö), Bronchoforton (BRD), Luuf
(BRD/Ö), Pe Ce (Ö), Pinimen-
thol (BRD/Ö), Resol (Ö), Scott-
opect (Ö), Soledum (BRD), Stas
(BRD), Transpulmin (BRD),
Wick (BRD), Wick Vapo Rub
(BRD/Ö)* ist generell wenig
zweckmäßig, wegen des geringen
Risikos jedoch vertretbar.

(STILLZEIT)
Einreibe- und Inhalationsmittel
sollten wegen möglicher Nebenwirkungen beim Säugling nicht
verwendet werden.

17. Lutschtabletten, Gurgelmittel, Mund- und Rachentherapeutika

(SCHWANGERSCHAFT)

Vertretbar sind lediglich Bonbons wie z. B. *Wick Blau (BRD)*, Salzpastillen und Salbei-Tee. Mittel wie z. B. *Anginomycin (BRD), Bradosol (Ö), Broncho Tyrosolvetten (BRD), Chlorhexamed (BRD/Ö), Dentinox (BRD), Dequadin (Ö), Dobendan (BRD/Ö), Dontisolon P (BRD), Doreperol (BRD), Dorithricin (BRD/Ö), Dynexan (BRD/Ö), Dynexan A (BRD), Frubienzym (BRD), Glycero Merfen (BRD/Ö), Hexetidin-Ratiopharm (BRD), Hexoral (BRD/Ö), Hexoraletten (BRD), Imposit (BRD), Inspirol (BRD), Kamistad (BRD), Laryngsan (BRD), Lurgyl (BRD), Mallebrin (BRD), Mallebrinetten (BRD), Meditonsin (BRD), Merfen (BRD/Ö), Mundisal (BRD/Ö), Neo Angin (BRD/Ö), Nur ein Tropfen (BRD), Primal (Ö), Pyralvex (BRD), Pyralvex-Berna (Ö), Salviathymol (BRD), Siogeno (BRD), Tantum Verde (BRD), Tonsilase (BRD), Tonsillol (Ö), Trachisan (BRD), Tyrosolvetten (BRD), Tyroxolvetten C (BRD)* werden als wenig zweckmäßig oder abzuraten eingestuft.

(STILLZEIT)

Vertretbar sind lediglich Bonbons wie z. B. *Wick Blau (BRD)*, Salzpastillen und Salbei-Tee. Mittel wie z. B. *Anginomycin (BRD), Bradosol (Ö), Broncho Tyrosolvetten (BRD), Chlorhexamed (BRD/Ö), Dentinox (BRD), Dequadin (Ö), Dobendan (BRD/Ö), Dontisolon P (BRD), Doreperol (BRD), Dorithricin (BRD/Ö), Dynexan (BRD/Ö), Dynexan A (BRD), Frubienzym (BRD) Glycero Merfen (BRD/Ö), Hexetidin-Ratiopharm (BRD), Hexoral (BRD/Ö), Hexoraletten (BRD), Imposit (BRD), Inspirol (BRD), Kamistad (BRD), Laryngsan (BRD), Lurgyl (BRD), Mallebrin (BRD), Mallebrinetten (BRD), Meditonsin (BRD), Merfen (BRD/Ö), Mundisal (BRD/Ö), Neo Angin (BRD/Ö), Nur ein Tropfen (BRD), Primal (Ö), Pyralvex (BRD), Pyralvex-Berna (Ö), Salviathymol (BRD), Siogeno (BRD), Tantum Verde (BRD), Tonsilase (BRD), Tonsillol (Ö), Trachisan (BRD), Tyrosolvetten (BRD), Tyroxolvetten C (BRD)* werden als wenig zweckmäßig oder abzuraten eingestuft.

18. Mittel gegen Bronchitis und Asthma

(SCHWANGERSCHAFT)
Mittel wie z. B. *Afonilum (BRD)*, *Atrovent (BRD/Ö)*, *Becotide (Ö)*, *Berodual Berotec (BRD/Ö)*, *(BRD/Ö)*, *Bricanyl (BRD/Ö)*, *Bricanyl Duriles (BRD/Ö)*, *Bronchicum (BRD)*, *Bronchoretard (BRD)*, *Euphyllin (BRD/Ö)*, *Euspirax (BRD)*, *Intal (BRD/Ö)*, *Ipradol (Ö)*, *Isophyllen (Ö)*, *Mundiphyllin (Ö)*, *Phyllotemp (BRD)*, *Pulmicort (BRD)*, *PulmiDur (BRD)*, *Sanasthmyl (BRD)*, *Solosin (BRD)*, *Spiropent (BRD/Ö)*, *Sultanol (BRD/Ö)*, *Uniphyllin (BRD)*, *Zaditen (BRD)* sollten – vor allem kurz vor und um den Geburtstermin – nur dann verwendet werden, wenn sie unbedingt notwendig sind.

(STILLZEIT)
Mittel wie z. B. *Afonilum (BRD)*, *Atrovent (BRD/Ö)*, *Becotide (Ö)*, *Bronchicum (BRD)*, *Bronchoretard (BRD)*, *Euphyllin (BRD/Ö)*, *Euspirax (BRD)*, *Intal (BRD/Ö)*, *Isophyllen (Ö)*, *Mundiphyllin (Ö)*, *Phyllotemp (BRD)*, *Pulmicort (BRD)*, *PulmiDur (BRD)*, *Sanasthmyl (BRD)*, *Solosin (BRD)*, *Uniphyllin (BRD)*, *Zaditen (BRD)* sollte man nur dann verwenden, wenn sie unbedingt notwendig sind.
Sogenannte reine Sympatomimetika (z. B. *Berotec [BRD/Ö]*, *Bricanyl [BRD/Ö]*, *Spiropent [BRD/Ö]*, *Sultanol [BRD/Ö]*) sollte man nicht verwenden oder aufhören zu stillen.

19. Mittel gegen Allergien

(SCHWANGERSCHAFT)
Falls Sie an Allergien leiden und zur Behandlung der Allergien Medikamente brauchen, beraten Sie sich mit einem Arzt Ihres Vertrauens bzw. wenden Sie sich an das pharmakologische Institut der nächsten Universitätsklinik.

(STILLZEIT)
Falls Sie an Allergien leiden und zur Behandlung der Allergien Medikamente brauchen, beraten Sie sich mit einem Arzt Ihres Vertrauens bzw. wenden Sie sich an das pharmakologische Institut der nächsten Universitätsklinik.

20. Entzündungshemmende Mittel (Glukokortikoide)

(SCHWANGERSCHAFT)
Die Verwendung von entzündungshemmenden Mitteln (reinen Glukokortikoid-haltigen Mitteln) wie z. B. *Aprednislon (Ö), Betnesol (Ö), Celestan (BRD/Ö), Celestan-Biphase (Ö), Celestan Depot (BRD), Celestan solubile (BRD), Decadron-Phosphat (BRD), Decortilen (BRD), Decortin (BRD), Decortin H (BRD), Delphicort (BRD/Ö), Dexamethason Linz (Ö), Diprophos (Ö), Diprosone Depot (BRD), Fortecortin (BRD/Ö), Predni-H (BRD), Prednisolon-Linz (Ö), Solu Celestan (Ö), Solu Dacortin (Ö), Solu Decortin H (BRD), Solu Medrol (Ö), Triam-Injekt (BRD), Ultralan (BRD/Ö), Urbason (BRD/Ö), Urbason Solubile (BRD/Ö), Volon (BRD/Ö), Volon A (BRD/Ö)* ist nur in begründeten Ausnahmefällen vertretbar.

(STILLZEIT)
Wegen möglicher Nebenwirkungen beim Säugling sollte man entzündungshemmende Mittel wie z. B. *Aprednislon (Ö), Betnesol (Ö), Celestan (BRD/Ö), Celestan-Biphase (Ö), Celestan Depot (BRD), Celestan solubile (BRD), Decadron-Phosphat (BRD), Decortilen (BRD), Decortin (BRD), Decortin H (BRD), Delphicort (BRD/Ö), Dexamethason Linz (Ö), Diprophos (Ö), Diprosone Depot (BRD), Fortecortin (BRD/Ö), Predni-H (BRD), Prednisolon-Linz (Ö), Solu Celestan (Ö), Solu Dacortin (Ö), Solu Decortin H (BRD), Solu Medrol (Ö), Triam-Injekt (BRD), Ultralan (BRD/Ö), Urbason (BRD/Ö), Urbason Solubile (BRD/Ö), Volon (BRD/Ö), Volon A (BRD/Ö)* nicht verwenden oder aufhören zu stillen.

21. Mittel gegen entzündliche und/oder allergische Hauterkrankungen zum Auftragen auf die Haut

(SCHWANGERSCHAFT)
Die Verwendung von Hautpflegemitteln wie z. B. *Asche Basis (BRD), Evalgan (BRD/Ö), Kaban wirkstofffreies Hautmittel (BRD), Pantothen (Ö)*, Naturheilmittel wie z. B. *Kamille Spitzner (BRD), Kamillenbad Robugen (BRD), Kamillobad (BRD), Ka-*

millosan (BRD/Ö), Luvos Heilerde (BRD) oder als Badezusatz bezeichnete Präparate wie z. B. *Tannolact (BRD)* ist vertretbar.
Reine Glukokortikoid-haltige Mittel wie z. B. *Alfason (BRD), Betnesol V (BRD), Betnovate (Ö), Celestan V (BRD), Decoderm (BRD/Ö), Delphicort (BRD/Ö),*

Dermovate (Ö), Dermoxin (BRD), Diproderm (Ö), Diprosone (BRD), Emovate (BRD/Ö), Jellin S. N. (BRD), Kaban (BRD), Linola H (BRD), Locacorten (BRD/Ö), Neriforte (Ö), Nerisona (BRD/Ö), Sermaka (BRD), Synalar (Ö), Topisolon (BRD/Ö), Topsym (BRD/Ö), Ultracur (BRD), Ultralan (BRD/Ö), Vaspit (BRD), Volon A Schüttelmixe, Spray, Haftsalbe (BRD), Volonimat (BRD/Ö), reine Teer- und Schieferölpräparate wie z. B. *Ichtho Bad (BRD/Ö), Ichtholan (BRD/Ö), Ichthyol (BRD/Ö), Thiosept (Ö),* schmerzstillende Mittel zum Auftragen auf die Haut wie z. B. *Anaestherit (Ö), Anaesthesin (BRD), Nupercainal (Ö),* Salicylsäure-haltige Mittel wie z. B. *Criniton (BRD)* oder Dithranol-haltige Mittel wie z. B. *Psoradexan (BRD)* sollten nur in begründeten Fällen verwendet werden. Etretinat-haltige Mittel wie z. B. *Tigason (BRD/Ö)* sollten auf keinen Fall verwendet werden.

(STILLZEIT)
Die Verwendung von Hautpflegemitteln wie z. B. *Asche Basis (BRD), Evalgan (BRD/Ö), Kaban wirkstofffreies Hautmittel (BRD), Pantothen (Ö),* Naturheilmitteln wie z. B. *Kamille Spitzner (BRD), Kamillenbad Robugen (BRD), Kamillobad (BRD), Kamillosan (BRD/Ö), Luvos Heiler-*

de (BRD) oder als Badezusatz bezeichnete Präparate wie z. B. *Tannolact (BRD)* ist vertretbar.
Reine Glukokortikoid-haltige Mittel wie z. B. *Alfason (BRD), Betnesol V (BRD), Betnovate (Ö), Celestan V (BRD), Decoderm (BRD/Ö), Delphicort (BRD/Ö), Dermovate (Ö), Dermoxin (BRD), Diproderm (Ö), Diprosone (BRD), Emovate (BRD/Ö), Jellin S. N. (BRD), Kaban (BRD), Linola H (BRD), Locacorten (BRD/Ö), Neriforte (Ö), Nerisona (BRD/Ö), Sermaka (BRD), Synalar (Ö), Topisolon (BRD/Ö), Topsym (BRD/Ö), Ultracur (BRD), Ultralan (BRD/Ö), Vaspit (BRD), Volon A Schüttelmixe, Spray, Haftsalbe (BRD), Volonimat (BRD/Ö),* reine Teer- und Schieferölpräparate wie z. B. *Ichtho Bad (BRD/Ö), Ichtholan (BRD/Ö), Ichthyol (BRD/Ö), Thiosept (Ö),* schmerzstillende Mittel zum Auftragen auf die Haut wie z. B. *Anaestherit (Ö), Anaesthesin (BRD), Nupercainal (Ö)* oder Dithranolhaltige Mittel wie z. B. *Psoradexan (BRD)* sollten nur in begründeten Fällen verwendet werden. Sacylsäure-haltige Mittel wie z. B. *Criniton (BRD)* sollte man nur in begründeten Ausnahmefällen verwenden.
Etretinat-haltige Mittel wie z. B. *Tigason (BRD/Ö)* sollten auf keinen Fall verwendet werden.

22. Mittel gegen Hühneraugen, Warzen, Hornhaut

(SCHWANGERSCHAFT)
Keine Risiken bekannt.

(STILLZEIT)
Keine Risiken bekannt.

23. Aknemittel

(SCHWANGERSCHAFT)
Die Anwendung von Tretinoin-haltigen Mitteln wie z. B. *Airol (BRD / Ö)*, *Cordes-VAS (BRD)*, *Epi-Aberel (BRD)*, *Eudyna (BRD)* und Benzoyl Peroxid-haltigen Mitteln wie z. B. *Aknefug Oxid (BRD)*, *Aknevoxid (BRD)*, *Benzaknen (BRD)*, *Oxy-Woelm (BRD)*, *PanOxyl (BRD / Ö)*, *Sanoxit (BRD)* ist in begründeten Fällen vertretbar.
Von der Verwendung von Hormonpräparaten (z. B. *Gestamestrol [BRD]*), Tetrazyklin-haltigen Mitteln zum Einnehmen (z. B. *Achromycin [BRD / Ö]*, *Hostacyclin [BRD / Ö]*, *Vibramycin [BRD / Ö]* und Isotretinoin-haltigen Mitteln (z. B. *Roaccutan [BRD / Ö]*) ist abzuraten.
Wegen der langen Verweildauer im Körper wird empfohlen, Isotretinoin-Präparate (z. B. *Roaccutan [BRD / Ö]*) und Etretinat-Präparate (z. B. *Tigason [BRD / Ö]*) mindestens zwei Jahre vor einer geplanten Schwangerschaft abzusetzen. Frauen im gebärfähigen Alter sollten solche Mittel nur dann verwenden, wenn sie gleichzeitig eine sichere Methode zur Empfängnisverhütung anwenden.

(STILLZEIT)
Die Anwendung von Tretinoin-haltigen Mitteln wie z. B. *Airol (BRD / Ö)*, *Cordes-VAS (BRD)*, *Epi-Aberel (BRD)*, *Eudyna (BRD)* und Benzoyl Peroxid-haltigen Mitteln wie z. B. *Aknefug Oxid (BRD)*, *Akneroxid (BRD)*, *Benzaknen (BRD)*, *Oxy-Woelm (BRD)*, *PanOxyl (BRD / Ö)*, *Sanoxit (BRD)* ist in begründeten Fällen vertretbar.
Die Verwendung von Isotretinoin-haltigen Mitteln (z. B. *Roaccutan [BRD / Ö]*) und Etretinat-haltigen Mitteln (z. B. *Tigason [BRD / Ö]*) ist nur in begründeten Ausnahmefällen kurzzeitig vertretbar. Von der Einnahme von Tetrazyklin-haltigen Mitteln (z. B. *Achromycin [BRD / Ö]*, *Hostacyclin [BRD / Ö]*, *Vibramycin [BRD / Ö]*) und Hormonpräparaten (z. B. *Gestamestrol [BRD]*) ist abzuraten.

24. Mittel gegen Hautinfektionen

(SCHWANGERSCHAFT)

Die Verwendung von reinen Fusidinsäure-haltigen Mitteln (enthalten z. B. in *Fucidine [BRD/Ö]*) und reinen Thyrothricin-haltigen Präparaten (enthalten z. B. in *Tyrosur [BRD]*) ist vertretbar. Reine Phenylmercuriborat-haltige Mittel wie z. B. *Merfen Orange (BRD/Ö)*, *Merfen (BRD/Ö)* sollte man nur auf kleinen Hautflächen und nur in begründeten Fällen verwenden. Die Anwendung von Povidon-Jod-haltigen Mitteln wie z. B. *Betaisodona (BRD/Ö)* und Idoxuridin-haltigen Mitteln wie z. B. *Virunguent (BRD)* ist nur in begründeten Ausnahmefällen vertretbar. Von der Verwendung von Antibiotika-haltigen Mitteln wie z. B. *Aristamid (BRD/Ö)*, *Aureomycin (BRD/Ö)*, *Baneocin (Ö)*, *Cibazol (Ö)*, *Eucillin B (Ö)*, *Flammazine (BRD)*, *Forbina (Ö)*, *Iruxol (BRD)*, *Iruxolum (Ö)*, *Leukase (BRD/Ö)*, *Leukomycin (BRD)*, *Nebacetin (BRD/Ö)*, *Refobacin (BRD/Ö)*, *Sofra-Tüll (BRD/Ö)*, *Sulmycin (BRD)* ist abzuraten.

(STILLZEIT)

Die Verwendung von reinen Fusidinsäure-haltigen Mitteln (enthalten z. B. in *Fucidine [BRD/Ö]*) und reinen Tyrothricin-haltigen Präparaten (enthalten z. B. in *Tyrosur [BRD]*) ist vertretbar. Reine Phenylmercuriborat-haltige Mittel wie z. B. *Merfen Orange (BRD/Ö)*, *Merfen (BRD/Ö)* sollte man nur auf kleinen Hautflächen und nur in begründeten Fällen verwenden. Die Anwendung von Povidon-Jod-haltigen Mitteln wie z. B. *Betaisodona (BRD/Ö)* und Idoxuridin-haltigen Mitteln wie z. B. *Virunguent (BRD)* ist nur in begründeten Ausnahmefällen vertretbar. Von der Verwendung von Antibiotika-haltigen Mitteln wie z. B. *Aristamid (BRD/Ö)*, *Aureomycin (BRD/Ö)*, *Baneocin (Ö)*, *Cibazol (Ö)*, *Eucillin B (Ö)*, *Flammazine (BRD)*, *Forbina (Ö)*, *Iruxol (BRD)*, *Iruxolum (Ö)*, *Leukase (BRD/Ö)*, *Leukomycin (BRD)*, *Nebacetin (BRD/Ö)*, *Refobacin (BRD/Ö)*, *Sofra-Tüll (BRD/Ö)*, *Sulmycin (BRD)* ist abzuraten.

25. Wundbehandlungsmittel

(SCHWANGERSCHAFT)

Bei Verwendung von z. B. *Brand- und Wundgel Medice (BRD)*, *Fibrolan (BRD)*, *Flint (BRD)*, *Retterspitz äußerlich (BRD)* sowie von Hautpflegemitteln (z. B. *Azulon [BRD]*, *Bepanthen [BRD/Ö]*, *Desitin Puder*, *Salbenspray [BRD/*

Ö], *Desitin Salbe [Ö], Hametum [BRD / Ö], Mirfulan [BRD / Ö], Mitosyl [BRD], Panthenol-Liech- tenstein-Ratiopharm [BRD] Pan- tothen [Ö]*) und Naturheilmitteln (z. B. *Kamille Spitzner [BRD], Kamillenbad Robugen [BRD], Kamillobad [BRD], Kamillosan [BRD / Ö], Matmille [BRD]*) sind keine Risiken bekannt. Eine Ver- wendung dieser Mittel ist deshalb vertretbar.

(STILLZEIT)
Bei Verwendung von z. B. *Brand- und Wundgel Medice (BRD), Fi- brolan (BRD), Flint (BRD), Ret-*

terspitz äußerlich (BRD) sowie von Hautpflegemitteln (z. B. *Azu- lon [BRD], Bepanthen [BRD / Ö], Desitin Puder, Salbenspray [BRD / Ö], Desitin Salbe [Ö], Hametum [BRD / Ö], Mirfulan [BRD / Ö], Mitosyl [BRD], Panthenol-Liech- tenstein-Ratiopharm [BRD], Pan- tothen [Ö]*) und Naturheilmitteln (z. B. *Kamille Spitzner [BRD], Kamillenbad Robugen [BRD], Kamillobad [BRD], Kamillosan [BRD / Ö] Matmille [BRD]*)) sind keine Risiken bekannt. Eine Ver- wendung dieser Mittel ist deshalb vertretbar.

26. Pilzmittel

(SCHWANGERSCHAFT)
Reine Nystatin-haltige Pilzmittel, die durch den Mund eingenom- men werden wie z. B. *Candio Her- mal (BRD), Moronal (BRD), My- costatin (Ö), Nystatin (BRD)*, soll- ten nur in begründeten Fällen, al- so nur bei nachgewiesenem Pilz- befall, verwendet werden.
Reine Amphotericin B-haltige Mittel wie z. B. *Ampho-Moronal (BRD / Ö), Amphotericin B (BRD / Ö)* und reine Miconazol- haltige Mittel wie z. B. *Daktar (BRD)* sollten nur in begründeten Ausnahmefällen, durch den Mund eingenommen, verwendet wer- den.
Griseofulvin-haltige Mittel (z. B. *Fulcin [Ö], Fulcin S [BRD]*) und

Ketoconazol-haltige Mittel (z. B. *Nizoral [BRD / Ö]*) sollten nicht verwendet werden.
Pilzmittel zum Auftragen auf die Haut wie z. B. *Batrafen (BRD), Candio-Hermal (BRD), Daktar (BRD), Daktarin (Ö), Epi Monis- tat (BRD), Epi-Pevaryl (BRD), Mayfung (Ö), Multilind (BRD), Mycospor (BRD), Mycostatin (Ö), Nystatin (BRD), Pevaryl (Ö), Sorgoa (BRD), Tonoftal (BRD), Travogen (BRD / Ö)* sind vertretbar.
Clotrimazol-haltige Pilzmittel zum Auftragen auf die Haut wie z. B. *Canesten (BRD / Ö)* sollten im 1. Drittel der Schwangerschaft nur in Ausnahmefällen verwendet werden. Im 2. und 3. Drittel nur in

begründeten Fällen, also nur bei nachgewiesenem Pilzbefall verwenden.

(STILLZEIT)
Reine Miconazol-haltige Mittel wie z. B. *Daktar (BRD)* und reine Nystatin-haltige Mittel wie z. B. *Candio Hermal (BRD), Moronal (BRD), Mycostatin (Ö), Nystatin (BRD)*, die durch den Mund eingenommen werden, sollten nur in begründeten Fällen verwendet werden. Reine Amphotericin B-haltige Mittel wie z. B. *Ampho Moronal (BRD/Ö), Amphotericin B (BRD/Ö)* und reine Griseofulvin-haltige Mittel wie z. B. *Fulcin (Ö), Fulcin S (BRD)* sollten

nur in begründeten Ausnahmefällen eingenommen werden. Von Ketoconazol-haltigen Mitteln wie z. B. *Nizoral (BRD/Ö)* ist abzuraten oder man sollte aufhören zu stillen.
Pilzmittel zum Auftragen auf die Haut wie z. B. *Batrafen (BRD), Candio-Hermal (BRD), Canesten (BRD/Ö), Daktar (BRD), Daktarin (Ö), Epi Monistat (BRD), Epi-Pevaryl (BRD), Mayfung (Ö), Multilind (BRD), Mycospor (BRD), Mycostatin (Ö), Nystatin (BRD), Pevaryl (Ö), Sorgoa (BRD), Tonoftal (BRD), Travogen (BRD/Ö)* sind vertretbar.

27. Mittel gegen Krätzmilben und Läuse

(SCHWANGERSCHAFT)
Die Verwendung von Malathion-haltigen Mitteln (z. B. *Organoderm [BRD]*), Pyrethrum-haltigen Mitteln (z. B. *Aescalon [Ö]*), Piperonylbutozid-haltigen Mitteln (z. B. *Goldgeist [BRD]*), Carbaryl-haltigen Mitteln (z. B. *Carylderm [Ö]*) und Mesulfen-haltigen Mitteln (z. B. *Thiotal [Ö]*) ist vertretbar.
Von der Verwendung von Lindan (z. B. *Jacutin [BRD/Ö], Quellada [BRD]*) ist abzuraten.

(STILLZEIT)
Die Verwendung von Malathion-haltigen Mitteln (z. B. *Organoderm [BRD]*), Pyrethrum-haltigen Mitteln (z. B. *Aescalon [Ö]*), Piperonylbutozid-haltigen Mitteln (z. B. *Goldgeist [BRD]*), Carbaryl-haltigen Mitteln (z. B. *Carylderm [Ö]*) und Mesulfen-haltigen Mitteln (z. B. *Thiotal [Ö]*) ist vertretbar.
Von der Verwendung von Lindan (z. B. *Jacutin [BRD/Ö], Quellada [BRD]*) ist abzuraten oder man sollte aufhören zu stillen.

28. Sonstige Hautmittel

(SCHWANGERSCHAFT)

Für Mittel wie z. B. *Balneum Hermal (BRD/Ö), Balneum Hermal F (BRD/Ö), Dermomild (Ö), Dermovas (BRD/Ö), Ehrenhöfer (Ö), Eubos (Ö), Euceta mit Kamille (Ö), Herposicc (Ö), Labiosan (BRD), Lasepton (Ö), Linola (BRD), Neriderm (Ö), Neribaswirkstofffreies Hautmittel (BRD), Nivea Baby-Pflege (BRD/Ö), Pelsano (Ö), Satina (BRD), Satina flüssig (BRD), Seba Med (BRD/Ö), Sebopona (BRD/Ö), Silicoderm F, Siliderm (Ö), Statim BF (Ö), Wolff Basiscreme (BRD)* sind keine Risiken bekannt. Eine Verwendung ist deshalb vertretbar.

(STILLZEIT)

Für Mittel wie z. B. *Balneum Hermal (BRD/Ö), Balneum Hermal F (BRD/Ö), Dermomild (Ö), Dermovas (BRD/Ö), Ehrenhöfer (Ö), Eubos (Ö), Euceta mit Kamille (Ö), Herposicc (Ö), Labiosan (BRD), Lasepton (Ö), Linola (BRD), Neriderm (Ö), Neribaswirkstofffreies Hautmittel (BRD), Nivea Baby-Pflege (BRD/Ö), Pelsano (Ö), Satina (BRD), Satina flüssig (BRD), Seba Med (BRD/Ö), Sebopona (BRD/Ö), Silicoderm F, Siliderm (Ö), Statim BF (Ö), Wolff Basiscreme (BRD)* sind keine Risiken bekannt. Eine Verwendung ist deshalb vertretbar.

29. Augenmittel

(SCHWANGERSCHAFT)

Augenmittel können nicht nur am Auge selbst, sondern auch auf den gesamten Organismus wirken. Falls Sie an einer Augenerkrankung leiden und zur Behandlung der Augen Medikamente brauchen, beraten Sie sich mit einem Arzt Ihres Vertrauens bzw. wenden Sie sich an das pharmakologische Institut der nächsten Universitätsklinik.

(STILLZEIT)

Falls Sie an einer Augenerkrankung leiden und zur Behandlung der Augen Medikamente brauchen, beraten Sie sich mit einem Arzt Ihres Vertrauens bzw. wenden Sie sich an das pharmakologische Institut der nächsten Universitätsklinik.

30. Ohrenmittel

(SCHWANGERSCHAFT)
Ohrenmittel können nicht nur am Ohr selbst, sondern auch auf den gesamten Organismus wirken. Falls Sie an einer Ohrenerkrankung leiden und zur Behandlung der Ohren Medikamente brauchen, beraten Sie sich mit einem Arzt Ihres Vertrauens bzw. wenden Sie sich an das pharmakologische Institut der nächsten Universitätsklinik.

(STILLZEIT)
Falls Sie an einer Ohrenerkrankung leiden und zur Behandlung der Ohren Medikamente brauchen, beraten Sie sich mit einem Arzt Ihres Vertrauens bzw. wenden Sie sich an das pharmakologische Institut der nächsten Universitätsklinik.

31. Mittel gegen bakterielle Infektionen (Antibiotika)

(SCHWANGERSCHAFT)
Falls Sie an einer bakteriellen Infektion leiden und zur Behandlung der bakteriellen Infektion Medikamente brauchen, beraten Sie sich mit einem Arzt Ihres Vertrauens bzw. wenden Sie sich an das pharmakologische Institut der nächsten Universitätsklinik.
Bei Schmal-, Mittel- und Breitspektrumpenicillinen wie z. B. *Antipen (Ö), Arcasin (BRD), Baycillin (BRD), Beromycin (BRD), Cliacil (Ö), Dichlor Stapenor (BRD), Floxapen (Ö), Hydracillin (BRD/Ö), Isocillin (BRD), Longatren (Ö), Megacillin oral (BRD), Megacillin (BRD), Natrium-Penicillin G (Ö), Ospen (BRD/Ö), P-Mega-Tablinen (BRD), Penicillin Grünenthal (BRD), Penicillin V-Ratiopharm (BRD), Retarpen (Ö), Stapenor (BRD/Ö), Staphylex (BRD), Syncillin (BRD), Ambacamp (BRD), Amblosin (BRD/Ö), Amoxicillin-Ratiopharm (BRD), Amoxypen (BRD), Ampicillin-Ratiopharm (BRD), Augmentan (BRD), Baypen (BRD/Ö), Binotal (BRD/Ö), Clamoxyl (BRD/Ö), Cuxycillin (BRD), Optocillin (BRD/Ö), Penglobe (BRD/Ö), Pipril (BRD/Ö), Securopen (BRD/Ö), Sigamopen (BRD), Spectacillin (BRD/Ö), Ticarpen (Ö), Totocillin (BRD/Ö), Zamocillin (BRD)* können Risiken wie die nicht seltenen Allergie (= Überempfindlichkeits-)-Reaktionen nicht ausgeschlossen werden, sie sollten deshalb nicht leichtfertig verschrieben und eingenommen werden.

Cephalosporine-haltige Mittel wie z. B. *Bidocef (BRD)*, *Ceclor (Ö)*, *Ceporexin (BRD)*, *Claforan (BRD)*, *Duracef (Ö)*, *Gramaxin (BRD/Ö)*, *Keflex (Ö)*, *Keflin (Ö)*, *Mandokef (BRD/Ö)*, *Mefoxitin (BRD/Ö)*, *Oracef (BRD)*, *Ospexin (Ö)*, *Panoral (BRD)*, *Sefril (BRD/Ö)*, *Spizef (BRD)*, *Zinacef (BRD)*, Makrolide-haltige Mittel wie z. B. *Bisolvonat (BRD)*, *Dalacin C (Ö)*, *Erythrocin (BRD/Ö)*, *Erythrocin-Lactobionat (Ö)*, *Paediathrocin (BRD)*, *Selectomycin (BRD)*, *Sobelin (BRD)*, *Wilprafen (BRD)* und Carbenicillin-haltige Mittel wie z. B. *Carindapen (BRD)* sollten nur in begründeten Fällen verwendet werden.

Metronidazol-haltige Mittel wie z. B. *Anaerobex (Ö)* und Rifamycin-haltige Mittel wie z. B. *Rifocin (Ö)* sollten wegen vermuteter Risiken im 1. Drittel der Schwangerschaft nicht verwendet werden, in der übrigen Schwangerschaft nur in begründeten Ausnahmefällen. Auch Vancomycin-haltige Mittel wie z. B. in *Vancomycin (Ö)* sollten nur in begründeten Ausnahmefällen verwendet werden.

Wegen bekannter Risiken sollten andere Mittel gegen bakterielle Infektionen wie z. B. Trimethoprim + Sulfonamid Kombinationen, Tetrazykline, Chloramphenicol, Aminoglykoside nicht verwendet werden.

(STILLZEIT)

Falls Sie an einer bakteriellen Infektion leiden und zur Behandlung der bakteriellen Infektion Medikamente brauchen, beraten Sie sich mit einem Arzt Ihres Vertrauens bzw. wenden Sie sich an das pharmakologische Institut der nächsten Universitätsklinik.

Schmal-, Mittel- und Breitspektrumpenicilline wie z. B. *Antipen (Ö)*, *Arcasin (BRD)*, *Baycillin (BRD)*, *Beromycin (BRD)* *Cliacil (Ö)*, *Dichlor Stapenor (BRD)*, *Floxapen (Ö)*, *Hydracillin (BRD/Ö)*, *Isocillin (BRD)*, *Longatren (Ö)*, *Megacillin oral (BRD)*, *Megacillin (BRD)*, *Natrium-Penicillin G (Ö)*, *Ospen (BRD/Ö)*, *P-Mega-Tablinen (BRD)*, *Penicillin Grünenthal (BRD)*, *Penicillin V-Ratiopharm (BRD)*, *Retarpen (Ö)*, *Stapenor (BRD/Ö)*, *Staphylex (BRD)*, *Syncillin (BRD)*, *Ambacamp (BRD)*, *Amblosin (BRD/Ö)*, *Amoxicillin-Ratiopharm (BRD)*, *Amoxypen (BRD)*, *Ampicillin-Ratiopharm (BRD)*, *Augmentan (BRD)*, *Baypen (BRD/Ö)*, *Binotal (BRD/Ö)*, *Clamoxyl (BRD/Ö)*, *Cuxycillin (BRD)*, *Optocillin (BRD/Ö)*, *Penglobe (BRD/Ö)*, *Pipril (BRD/Ö)*, *Securopen (BRD/Ö)*, *Sigamopen (BRD)*, *Spectacillin (BRD/Ö)*, *Ticarpen (Ö)*, *Totocillin (BRD/Ö)*, *Zamocillin (BRD)* können beim Säugling Nebenwirkungen (z. B. Hautausschlag, Durchfall,

Pilzerkrankungen etc.) verursachen. Penicilline sollten deshalb nur in begründeten Fällen verwendet werden.
Cephalosporine-haltige Mittel wie z. B. *Bidocef (BRD), Ceclor (Ö), Ceporexin (BRD), Claforan (BRD), Duracef (Ö), Gramaxin (BRD/Ö), Keflex (Ö), Keflin (Ö), Mandokef (BRD/Ö), Mefoxitin (BRD/Ö), Oracef (BRD), Ospexin (Ö), Panoral (BRD), Sefril (BRD/Ö), Spizef (BRD), Zinacef (BRD)*, Makrolide-haltige Mittel wie z. B. *Bisolvonat (BRD), Dalacin C (Ö), Erythrocin (BRD/Ö), Erythrocin-Lactobionat (Ö), Pa-*

ediathrocin (BRD), Selectomycin (BRD), Sobelin (BRD), Wilprafen (BRD) und Trimethoprim- + Sulfonamid-Kombinationen wie z. B. *Bactrim (BRD/Ö), Cotrim-Tablinen (BRD), Cotrim forte-ratiopharm (BRD), Eusaprim (BRD/Ö), Kepinol (BRD), Lidaprim (BRD/Ö), Oecotrim (Ö), Sigaprim (BRD), Sterinor (BRD), TMS (BRD)* sollten nur in begründeten Fällen verwendet werden.
Wegen bekannter Risiken sollten andere Mittel gegen bakterielle Infektionen wie z. B. Tetrazykline, Chloramphenicol, Aminoglykoside nicht verwendet werden.

32. Virusmittel

(SCHWANGERSCHAFT)
Falls Sie an einer Viruserkrankung leiden und zur Behandlung der Viruserkrankung Medikamente brauchen, beraten Sie sich mit einem Arzt Ihres Vertrauens bzw. wenden Sie sich an das pharmakologische Institut der nächsten Universitätsklinik.

(STILLZEIT)
Falls Sie an einer Viruserkrankung leiden und zur Behandlung der Viruserkrankung Medikamente brauchen, beraten Sie sich mit einem Arzt Ihres Vertrauens bzw. wenden Sie sich an das pharmakologische Institut der nächsten Universitätsklinik.

33. Mittel gegen Harnwegsinfektionen

(SCHWANGERSCHAFT)
Für die Verwendung von Tees sind keine Risiken bekannt. Sinnvoll ist es, viel zu trinken (2–2½ Liter pro Tag).
Falls Antibiotika notwendig sind, siehe 31. Mittel gegen bakterielle Infektionen, Seite 208. Von Mit-

teln gegen Harnwegsinfektionen wie z. B. *Arctuvan (BRD), Aristasept (BRD), Cystit (BRD), Cysto Myacyne O. W. G. (BRD), Deblaston (BRD/Ö), Furadantin (BRD/Ö), Harnosal (BRD), Nicene (BRD), Spasmo Euvernil (BRD/Ö), Spasmo Harnosal*

(BRD), Uro Med (BRD / Ö), Uro Nebacetin (BRD), Uro-Tablinen (BRD), Urospasmon (BRD / Ö), Urospasmon Sine (BRD / Ö), Urovalidin (Ö) ist abzuraten.
(STILLZEIT)
Für die Verwendung von Tees sind keine Risiken bekannt. Sinnvoll ist es, viel zu trinken (2–2½ Liter pro Tag).
Die Verwendung von Pipemidsäure-haltigen Mitteln wie z. B. *Deblaston (BRD / Ö)* ist in begründeten Fällen vertretbar.
Falls Antibiotika notwendig sind,

siehe 31. Mittel gegen bakterielle Infektionen, Seite 208. Von anderen Mitteln gegen Harnwegsinfektionen wie z. B. *Arctuvan (BRD), Aristasept (BRD), Cystit (BRD), Cysto Myacyne O. W. G. (BRD), Furadantin (BRD / Ö), Harnosal (BRD), Nicene (BRD), Spasmo Euvernil (BRD / Ö), Spasmo Harnosal (BRD), Uro Med (BRD / Ö), Uro Nebacetin (BRD), Uro-Tablinen (BRD), Urospasmon (BRD / Ö), Urospasmon Sine (BRD / Ö), Urovalidin (Ö)* ist abzuraten.

34. Mittel gegen Bluthochdruck

(SCHWANGERSCHAFT)
Für die Verwendung von reinen Methyldopa-haltigen Mitteln (z. B. *Aldometil [BRD / Ö], Presinol [BRD / Ö], Sembrina [BRD]*) sind keine Risiken für das Kind bekannt.
Die Verwendung von Dihydralazin-haltigen Mitteln wie z. B. *Nepresol (BRD / Ö)* ist nur bei schwer einzustellendem Bluthochdruck oder bei akuten Bluthochdruck-Krisen vertretbar.
Wegen vermuteter Risiken sollten Mittel wie z. B. *Adalat (BRD / Ö), Aquaphor (BRD), Beloc (BRD / Ö), Beloc comp. (BRD / Ö), Beloc-Duriles (BRD / Ö), Betapressin (BRD), Betasemid (BRD), Caprinol (BRD), Darebon (BRD / Ö), Dilzem (BRD), Dociton*

(BRD), Durotan (BRD), Inderal (Ö), Lopirin (BRD / Ö), Lopresor (BRD / Ö), Minipress (BRD / Ö), Natrilix (BRD), Prells comp. (BRD), Prent (BRD / Ö), Solgeretik (BRD), Solgol (BRD), Teneretik (BRD), Tenoretic (Ö), Tenormin (BRD / Ö), Tensobon (BRD), Torrat (BRD / Ö), Trandate (Ö), Trasicor (BRD / Ö), Trasitensin (BRD / Ö), Treloc (BRD), Trepress (BRD / Ö), Tri-torrat (BRD), Visken (BRD / Ö) nur in begründeten Ausnahmefällen verwendet werden. Informieren Sie sich auf jeden Fall bei einem Arzt Ihres Vertrauens.
(STILLZEIT)
Prazosin-haltige Mittel (z. B. *Minipress [BRD / Ö]*), Dihydralazin-haltige Mittel (z. B. *Nepresol*

[BRD/Ö]), Methyldopa-haltige Mittel (z. B. *Presinol [BRD/Ö]*) sollten nur in begründeten Fällen verwendet werden. Von der Verwendung anderer Mittel gegen Bluthochdruck ist abzuraten. Informieren Sie sich in jedem Fall bei einem Arzt Ihres Vertrauens.

35. Harntreibende Mittel (Diuretika)

(SCHWANGERSCHAFT)
Folgende harntreibende Mittel sollten nur in begründeten Ausnahmefällen verwendet werden: z. B. *Aldactone (BRD/Ö), Aldactone-Saltucin (BRD/Ö), Aquaphor (BRD), Arelix (BRD), Diamox (BRD/Ö), Diamox Parenteral (BRD), Diucomb (BRD), Dytide H (BRD/Ö), Edecrin (Ö), Esiteren (BRD), Fludex (Ö), Furosemid-Ratiopharm (BRD), Lasilacton (Ö), Lasix (BRD/Ö), Moduretic (Ö), Moduretik (BRD), Natri (BRD), Osyrol Lasix (BRD), Spiro comp.-Ratiopharm (BRD), Triamteren comp.-Ratiopharm, Tri.-Thiazid Stada (BRD), Turfa (BRD).* Diese Mittel sollten nicht bei schwangerschaftsbedingten Ödemen und schwangerschaftsbedingtem Bluthochdruck verwendet werden.
(STILLZEIT)
Harntreibende Mittel sollte man wegen vermuteter Risiken nicht verwenden oder aufhören zu stillen.

36. Angina pectoris

(SCHWANGERSCHAFT)
Falls Sie an Angina pectoris leiden und zur Behandlung der Angina pectoris Medikamente brauchen, beraten Sie sich mit einem Arzt Ihres Vertrauens bzw. wenden Sie sich an das pharmakologische Institut der nächsten Universitätsklinik.

(STILLZEIT)
Falls Sie an Angina pectoris leiden und zur Behandlung der Angina pectoris Medikamente brauchen, beraten Sie sich mit einem Arzt Ihres Vertrauens bzw. wenden Sie sich an das pharmakologische Institut der nächsten Universitätsklinik.

37. Durchblutungsfördernde Mittel

(SCHWANGERSCHAFT)
Falls Sie an Durchblutungsstörungen leiden und zur Behandlung durchblutungsfördernde Medikamente brauchen, beraten Sie sich mit einem Arzt Ihres Vertrauens

bzw. wenden Sie sich an das pharmakologische Institut der nächsten Universitätsklinik.
(STILLZEIT)
Falls Sie an Durchblutungsstörungen leiden und zur Behandlung

durchblutungsfördernde Medikamente brauchen, beraten Sie sich mit einem Arzt Ihres Vertrauens bzw. wenden Sie sich an das pharmakologische Institut der nächsten Universitätsklinik.

38. Herzstärkende Mittel

(SCHWANGERSCHAFT)
Falls Sie an Herzschwäche leiden und zur Behandlung herzstärkende Mittel brauchen, beraten Sie sich mit einem Arzt Ihres Vertrauens bzw. wenden Sie sich an das pharmakologische Institut der nächsten Universitätsklinik.

(STILLZEIT)
Falls Sie an Herzschwäche leiden und zur Behandlung herzstärkende Mittel brauchen, beraten Sie sich mit einem Arzt Ihres Vertrauens bzw. wenden Sie sich an das pharmakologische Institut der nächsten Universitätsklinik.

39. Herzrhythmusstörungen

(SCHWANGERSCHAFT)
Falls Sie an Herzrhythmusstörungen leiden und zur Behandlung der Herzrhythmusstörungen Medikamente brauchen, beraten Sie sich mit einem Arzt Ihres Vertrauens bzw. wenden Sie sich an das pharmakologische Institut der nächsten Universitätsklinik.

(STILLZEIT)
Falls Sie an Herzrhythmusstörungen leiden und zur Behandlung der Herzrhythmusstörungen Medikamente brauchen, beraten Sie sich mit einem Arzt Ihres Vertrauens bzw. wenden Sie sich an das pharmakologische Institut der nächsten Universitätsklinik.

40. Mittel gegen Fettstoffwechselstörungen

(SCHWANGERSCHAFT)
Falls Sie an Fettstoffwechselstörungen leiden und zur Behandlung der Fettstoffwechselstörungen Medikamente brauchen, beraten Sie sich mit einem Arzt Ihres Vertrauens bzw. wenden Sie sich an

das pharmakologische Institut der nächsten Universitätsklinik.
(STILLZEIT)
Falls Sie an Fettstoffwechselstörungen leiden und zur Behandlung der Fettstoffwechselstörungen Medikamente brauchen, beraten

Sie sich mit einem Arzt Ihres Vertrauens bzw. wenden Sie sich an das pharmakologische Institut der nächsten Universitätsklinik.

41. Mittel gegen zu niedrigen Blutdruck

(SCHWANGERSCHAFT)

Die Verwendung von Dihydroergotamin-haltigen Mitteln wie z. B. *DET MS (BRD)*, *Dihydergot (BRD/Ö)* ist in begründeten Fällen kurzfristig vertretbar. Reine Dihydroergotamin-Präparate in Ampullenform wie z. B. *DET MS (BRD)*, *Dihydergot (BRD/Ö)*, *Ergont (BRD)* haben eine wehenfördernde Wirkung. Nutzen und Risiken einer Verwendung müssen von Fall zu Fall abgewogen werden. (Siehe Kapitel B., 8.9., Seite 64.)

(STILLZEIT)

Mittel gegen zu niedrigen Blutdruck wie z. B. *Agit depot (BRD)*, *Akrinor (BRD/Ö)*, *Amphodyn (BRD/Ö)*, *Cardant (BRD)*, *Carnigen (BRD/Ö)*, *DET MS (BRD)*, *Dihydergot (BRD/Ö)*, *Dihydergot plus (BRD)*, *Effortil (BRD/Ö)*, *Effortil plus (BRD)*, *Ergomimet plus (BRD)*, *Ergont (BRD)*, *Gutron (BRD/Ö)*, *Katovit (BRD)*, *Novadral (BRD/Ö)*, *Ordinal (BRD)*, *Sympatol (BRD/Ö)* sollte man nicht verwenden oder aufhören zu stillen.

42. Mittel gegen Venenentzündungen (Krampfadern)

(SCHWANGERSCHAFT)

Für die Verwendung von Venensalben wie z. B. *Essaven Gel (BRD)*, *Exhirud (BRD/Ö)*, *Heparin-Nordmark (BRD/Ö)*, *Heparin-Ratiopharm (BRD)*, *Hepathrombin (BRD)*, *Opino (BRD/Ö)*, *Thrombareduct (BRD)*, *Thrombophob Gel (Ö)*, *Venalitan Gel (BRD)*, *Venoruton (BRD/Ö)*, *Venostasin (BRD/Ö)* sind bis jetzt keine Risiken bekannt, sie sind jedoch als wenig zweckmäßig einzustufen.

(STILLZEIT)

Für die Verwendung von Venensalben wie z. B. *Essaven Gel (BRD)*, *Exhirud (BRD/Ö)*, *Heparin-Nordmark (BRD/Ö)*, *Heparin-Ratiopharm (BRD)*, *Hepathrombin (BRD)*, *Opino (BRD/Ö)*, *Thrombareduct (BRD)*, *Thrombophob Gel (Ö)*, *Venalitan (BRD)*, *Venoruton (BRD/Ö)*, *Venostasin (BRD/Ö)* sind bis jetzt keine Risiken bekannt, sie sind jedoch als wenig zweckmäßig einzustufen.

43. Mittel gegen Blutgerinnsel

(SCHWANGERSCHAFT)

Reine Heparin-haltige Mittel wie z. B. *Calciparin (BRD), Heparin-Calcium (BRD), Heparin-Immuno (Ö), Heparin-Natrium (BRD), Heparin-Novo (BRD/Ö), Heparin Riker (BRD), Liquemin (BRD/Ö), Thrombophob (BRD)* sollten in der Schwangerschaft und kurz nach der Schwangerschaft nur in begründeten Fällen verwendet werden.

Von Cumarin-haltigen Mitteln wie z. B. *Marcoumar (Ö), Marcumar (BRD), Sintrom (BRD/Ö)* oder acetylsalicylsäurehaltigen Mitteln wie z. B. *Aspirin (BRD/Ö), Colfarit (BRD/Ö), Godamed (BRD)* ist abzuraten.

(STILLZEIT)

Reine Heparin-haltige Mittel wie z. B. *Calciparin (BRD), Heparin-Calcium (BRD), Heparin-Immuno (Ö), Heparin-Natrium (BRD), Heparin-Novo (BRD/Ö), Heparin Riker (BRD), Liquemin (BRD/Ö), Thrombophob (BRD)* sollten in der Schwangerschaft und kurz nach der Schwangerschaft nur in begründeten Fällen verwendet werden.

Von Cumarin-haltigen Mitteln wie z. B. *Marcoumar (Ö), Marcumar (BRD), Sintrom (BRD/Ö)* oder acetylsalicylsäurehaltigen Mitteln wie z. B. *Aspirin (BRD/Ö), Colfarit (BRD/Ö), Godamed (BRD)* ist abzuraten oder man sollte aufhören zu stillen.

44. Blutstillende Mittel

(SCHWANGERSCHAFT)

Reine Aminocapronsäure-haltige Mittel (z. B. *Epsilon-Aminocapronsäure [BRD]*) sollten im 1. und 2. Drittel der Schwangerschaft nicht verwendet werden. Im letzten Drittel nur in begründeten Fällen.

Von der Verwendung von reinen Aminomethylbenzoesäure-haltigen Mitteln (z. B. *Gumbix [BRD/Ö], Pamba Arcana [Ö]*) ist im 1. Drittel der Schwangerschaft abzuraten, in der übrigen Schwangerschaft ist die Verwendung nur in begründeten Fällen vertretbar.

Reine Protamin-haltige Mittel (z. B. *Protamin-Roche [BRD/Ö]*) sollten nur in begründeten Fällen verwendet werden. Die Verwendung von Vitamin K (z. B. *Konakion [BRD/Ö]*) ist kurz vor der Geburt abzuraten, in der übrigen Schwangerschaft sollten diese Mittel nur in begründeten Fällen verwendet werden.

Folgende blutstillende Mittel wie z. B. *AHP-Schwab (Ö), AHP-Se-*

ro (Ö), *Antihaemophiles Plasma*
(Ö), Anvitoff (BRD), Clauden
(BRD), Cyklokapron (BRD/Ö),
Topostasin (BRD/Ö), Ugurol
(BRD) etc. sollten nur in begründeten Fällen verwendet werden.
(STILLZEIT)
Blutstillende Mittel wie z. B.
AHP-Schwab (Ö), AHP-Sero
(Ö), Antihaemophiles Plasma

(Ö), Anvitoff (BRD), Clauden
(BRD), Cyklokapron (BRD/Ö),
Epsilon-Aminocapronsäure
(BRD), Gumbix (BRD/Ö), Ko-
niakion (BRD/Ö), Pamba Arcana
(Ö), Protamin Roche (BRD/Ö),
Topostasin (BRD/Ö), Ugurol
(BRD) etc. sollten nur in begründeten Fällen verwendet werden.

45. Mittel gegen Magen-Darm-Geschwüre und Magenübersäuerung

(SCHWANGERSCHAFT)
Mittel wie z. B. *Alucol (Ö), Antacidum Pfizer (Ö), Cimetag (Ö), Gastronerton (BRD), Gastrosil (BRD), Gelusil (BRD), Iberogast (BRD), Kompensan (BRD), Kompensan-S (BRD), Maalox (BRD), Maaloxan (BRD), MCP-Ratiopharm (BRD), Neutromed (Ö), Paspertin (BRD/ö), Phosphalugel (BRD/Ö), Rennie (BRD), Riopan (BRD), Solugastril (BRD/Ö), Sostril (BRD), Tagamet (BRD/Ö), Talcid (BRD), Ulcogant (BRD/Ö), Zantac (Ö), Zantic (BRD)* sollten nur in begründeten Fällen verwendet werden.
Von der Einnahme von Pirenzepin-haltigen Mitteln (z. B. *Gastrozepin (BRD/Ö)*) ist im 1. Drittel der Schwangerschaft abzuraten. In der übrigen Schwangerschaft ist die Einnahme dieser Mittel nur in begründeten Fällen vertretbar.

(Siehe Kapitel B., 8.6., 8.7., Seite 64)
(STILLZEIT)
Mittel wie z. B. *Alucol (Ö), Antacidum Pfizer (Ö), Gelusil (BRD), Iberogast (BRD), Kompensan (BRD), Kompensan-S (BRD), Maalox (BRD), Maaloxan (BRD), Riopan (BRD), Solugastril (BRD/Ö), Talcid (BRD), Ulcogant (BRD/Ö)* sollten nur in begründeten Fällen verwendet werden.
Von der Verwendung von Cimetidin-haltigen Mitteln (z. B. *Cimetag [Ö], Neutromed [Ö], Tagamet [BRD/Ö]*), Metoclopramid-haltigen Mitteln (z. B. *Gastronerton [BRD], Gastrosil [BRD], MCP-Ratiopharm [BRD], Paspertin [BRD/Ö], Zantac [Ö], Zantic [BRD/Ö]*) und Ranitidin-haltigen Mitteln (z. B. *Sostril [BRD]*) ist abzuraten oder man sollte aufhören zu stillen.

46. Abführmittel (Verdauungsfördernde Mittel)

(SCHWANGERSCHAFT)

Mittel wie z. B. *Bifiteral (BRD)*, *Clysmol (Ö)*, *Dr. Kousa Weizenkleie (BRD/Ö)*, *Glycilax (BRD)*, *Klysma-Salinisch 1 x (BRD)*, *Laevolac-Lactulose (Ö)*, *Lecicarbon (BRD/Ö)*, *Linusit (BRD)*, *Linusit Gold (BRD)*, *Microklist (BRD/Ö)*, *Much Weizenkleie (BRD)*, *Relaxyl (Ö)*, *Weizenkleie Provid (BRD)* sollte man nur kurzzeitig und nur in begründeten Fällen verwenden.

Von der Verwendung von Bisacodyl-haltigen Mitteln (z. B. *Agaroletten [BRD]*, *Bekunis Dragees [BRD/Ö]*, *Dulcolax [BRD/Ö]*, *Florisan [BRD/Ö]*, *Tirgon [BRD]*), Natriumpicosulfat-haltigen Mitteln (z. B. *Agaffin [Ö]*, *Laxoberal [BRD]*), Senna-haltigen Mitteln (z. B. *Agiolax [BRD/Ö]*, *Alasenn [BRD]*, *Bekunis [BRD/Ö]*, *Pursennid [BRD/Ö]*, *Ramend [BRD]*, *X-Prep [BRD/Ö]*) und Phenolphthalein-haltigen Mitteln (z. B. *Darmol [BRD]*) ist abzuraten. (Siehe Kapitel B., 2.5., 3.5., 4.5., Seite 26, 31 und 35)

(STILLZEIT)

Mittel wie z. B. *Agaffin (Ö)*, *Agaroletten (BRD)*, *Bifiteral (BRD)*, *Clysmol (Ö)*, *Dr. Kousa Weizenkleie (BRD/Ö)*, *Dulcolax (BRD/Ö)*, *Florisan (BRD/Ö)*, *Glycilax (BRD)*, *Klysma-Salinisch 1 x (BRD)*, *Laevolac-Lactulose (Ö)*, *Laxoberal (BRD)*, *Lecicarbon (BRD/Ö)*, *Linusit (BRD)*, *Linusit Gold (BRD)*, *Microklist (BRD/Ö)*, *Much Weizenkleie (BRD)*, *Relaxyl (Ö)*, *Tirgon (BRD)*, *Weizenkleie Provid (BRD)* sollte man nur kurzfristig und nur in begründeten Fällen verwenden.

Sena-haltige Mittel (z. B. *Agiolax [BRD/Ö]*, *Alasenn (BRD)*, *Bekunis Dragees [BRD/Ö]*, *Prusennid [BRD/Ö]*, *Ramend [BRD]*, *X-Prep [BRD/Ö]*) und Phenolphthalein-haltige Mittel (z. B. *Darmol [BRD]*) sind wegen Nebenwirkungen beim Säugling abzuraten oder man sollte aufhören zu stillen.

Siehe Kapitel B., 7.3., Seite 162.

47. Mittel gegen Durchfall

(SCHWANGERSCHAFT)

Bei Mitteln wie z. B. *Arobon (Ö)*, *Daucaron (BRD)*, *Elotrans Neu (BRD)*, *Kohle Compretten (BRD)*, *Oralpädon (BRD/Ö)*

sind keine Risiken bekannt, die Verwendung ist vertretbar. Salazosulfapyridin-haltige Mittel (z. B. *Azulfidine [BRD]*, *Colo Pleon [BRD]*, *Salazopyrin [Ö]*) sollten im 1. Drittel der Schwangerschaft nicht verwendet werden. In der übrigen Schwangerschaft nur in begründeten Fällen kurzzeitig vertretbar.

Die Verwendung von Loperamidhaltigen Mitteln (z. B. *Imodium [BRD/Ö]*) und Colistin-haltigen Mitteln (z. B. *Colistin [BRD]*) ist nur in begründeten Fällen vertretbar.

(STILLZEIT)
Bei Mitteln wie z. B. *Arobon (Ö), Daucaron (BRD), Elotrans Neu (BRD), Kohle Compretten*

(BRD), Oralpädon (BRD/Ö) sind keine Risiken bekannt, die Verwendung ist vertretbar.

Die Verwendung von Loperamidhaltigen Mitteln (z. B. *Imodium [BRD/Ö]*) und Colistin-haltigen Mitteln (z. B. *Colistin [BRD]*) ist nur in begründeten Fällen vertretbar.

Von Salazosulfapyridin-haltigen Mitteln (z. B. *Azulfidine [BRD], Colo Pleon [BRD], Salazopyrin [Ö]*) ist abzuraten oder man sollte aufhören zu stillen.

48. Mittel gegen Übelkeit, Erbrechen, Reisekrankheiten

(SCHWANGERSCHAFT)
Die Verwendung von homöopathischen Mitteln wie z. B. *Vertigoheel (BRD)* und reinen Meclozine-haltigen Mitteln wie z. B. *Peremesin-Zäpfchen (BRD)* ist vertretbar.

Die Verwendung von reinen Dimenhydrinat-haltigen Mitteln wie z. B. *Travel-Gum (Ö), Travelin (Ö), Vertirosan (Ö), Vomex A-Zäpfchen (BRD)* ist in begründeten Fällen vertretbar.

Die Verwendung von reinen Phenotiazin-haltigen Mitteln (z. B. *Torecan [BRD/Ö]*), Bromoprid-haltigen Mitteln (z. B. *Cascapride [BRD]*) und Cyclizin-haltigen Mitteln (z. B. *Echnatol [Ö], Fortravel [Ö], Marzine [Ö]*) ist in begründeten Ausnahmefällen ver-

tretbar.
Alizaprid-haltige Mittel (z. B. *Vergentan [BRD]*), Betahistin-haltige Mittel (z. B. *Aequamen [BRD], Betaserc [Ö]*) sollten nicht verwendet werden.

(STILLZEIT)
Die Verwendung von homöopathischen Mitteln (z. B. *Vertigoheel [BRD]*) ist vertretbar.

Von Mitteln wie z. B. *Aequamen (BRD), Betaserc (Ö), Cascapride (BRD), Diligan (BRD/Ö), Echnatol (Ö), Echnatol B6 (Ö), Emesan (BRD), Fortravel (Ö), Marzine (Ö), Nautisan (Ö), Peremesin (BRD), Rodavan (BRD/Ö), Superpep (BRD), Torecan (BRD/Ö), Travel-Gum (Ö), Travelin (Ö), Vasomotal (BRD), Vergentan (BRD), Vertigo Vomex*

(BRD), Vertirosan (Ö), Vertirosan B6 (Ö), Vomex A (BRD) ist abzuraten oder man sollte aufhören zu stillen.

49. Mittel gegen andere Magen-Darm-Beschwerden

(SCHWANGERSCHAFT)
Die Verwendung von Mitteln gegen Magen-, Darmbeschwerden wie z. B. *Kreon (BRD), Pankreatan (BRD), Pankreon (BRD/Ö), Panpur N (BRD)* und Naturheilmitteln wie z. B. *Gastricholan (BRD)* ist vertretbar.
Pyridostigmin-haltige Mittel wie z. B. *Mestinon (BRD/Ö)* sollten im letzten Drittel der Schwangerschaft nicht verwendet werden. Im ersten und zweiten Drittel der Schwangerschaft nur in begründeten Fällen. Ebenso sollten reine Paromomycin-haltige Präparate (z. B. *Humatin [BRD/Ö]*) nur in begründeten Fällen verwendet werden. Von Ornipressin-haltigen Mitteln (z. B. *Por 8 Sandoz [BRD/Ö]*) und Terlipressin-haltigen Mitteln (z. B. *Glycylpressin [BRD/Ö]*) ist abzuraten; sowie z. B. von *Ceolat comp. (BRD/Ö), Hylakombun (BRD), Mosegor (BRD), Neo-Ballistol (BRD), Nuran (BRD), Nuran BC (BRD), Paspertase (BRD/l), Periactin (Ö), Spasmo Canulase (BRD)*.

(STILLZEIT)
Die Verwendung von Mitteln gegen Magen-, Darmbeschwerden wie z. B. *Kreon (BRD), Pankreatan (BRD), Pankreon (BRD/Ö), Panpur N (BRD)* und Naturheilmitteln wie z. B. *Gastricholan (BRD)* ist vertretbar.
Ornipressin-haltige Mittel wie z. B. *Por 8 Sandoz (BRD/Ö)*, Paromomycin-haltige Mittel wie z. B. *Humatin (BRD/Ö)*, Terlipressin-haltige Mittel wie z. B. *Glycylpressin (BRD/Ö)* sollten nur in begründeten Fällen verwendet werden.

50. Lebermittel, Gallenmittel

(SCHWANGERSCHAFT)
Falls Sie an einer Leber- oder Gallenerkrankung leiden und zur Behandlung der Leber oder der Galle Medikamente brauchen, beraten Sie sich mit einem Arzt Ihres Vertrauens bzw. wenden Sie sich an das pharmakologische Institut der nächsten Universitätsklinik.

(STILLZEIT)
Falls Sie an einer Leber- oder Gallenerkrankung leiden und zur Behandlung der Leber oder der Galle Medikamente brauchen, beraten Sie sich mit einem Arzt

Ihres Vertrauens bzw. wenden Sie sich an das pharmakologische Institut der nächsten Universitätsklinik.

51. Schlankheitsmittel

(SCHWANGERSCHAFT)
Von der Einnahme dieser Mittel ist abzuraten.

(STILLZEIT)
Von der Einnahme dieser Mittel ist abzuraten.

52. Mittel gegen Hämorrhoiden

(SCHWANGERSCHAFT)
Die Anwendung von Mitteln wie z. B. *Alcos-Anal (BRD), Dolo Posterine (BRD), Faktu (BRD), Haemo-Exhirud (BRD), Posterisan (BRD / Ö), Procto-Glyvenol (Ö), Sperti Präparation H (BRD / Ö)* ist in begründeten Fällen vertretbar.
Von Mitteln wie z. B. *Anusol (BRD), Delta-Hädensa (Ö), Hädensa (Ö), Hämo-europuran (BRD), Hexamon (BRD), Lemuval (Ö), Mastu NH (BRD), Mykoproct (BRD), Posterisan forte (BRD), Procto Jellin (BRD), Procto Kaban (BRD), Scheriproct (BRD / Ö), Tampositorien B (BRD), Ultraproct (BRD / Ö), Varitan (BRD)* ist generell abzuraten.

(STILLZEIT)
Die Anwendung von Mitteln wie z. B. *Alcos-Anal (BRD), Dolo Posterine (BRD), Faktu (BRD), Haemo-Exhirud (BRD), Posterisan (BRD / Ö), Procto-Glyvenol (Ö), Sperti Präparation H (BRD / Ö)* ist in begründeten Fällen vertretbar. Von Mitteln wie z. B. *Anusol (BRD), Delta-Hädensa (Ö), Hädensa (Ö), Hämo-Europuran (BRD), Hexamon (BRD), Lemuval (Ö), Mastu NH (BRD), Mykoproct (BRD), Posterisan forte (BRD), Procto Jellin (BRD), Procto Kaban (BRD), Scheriproct (BRD / Ö), Tampositorien B (BRD), Ultraproct (BRD / Ö), Varitan (BRD)* ist generell abzuraten.

53. Wurmmittel

(SCHWANGERSCHAFT)
Die Verwendung von Mitteln wie z. B. *Combantrin (Ö), Helmex (BRD), Molevac (BRD / Ö)* ist in begründeten Fällen vertretbar. Von der Verwendung Mebendazol-haltiger Mittel (z. B. *Pantelmin [Ö], Vermox [BRD]*) und Pi-

perazin-haltiger Mittel (z. B. *Tasnon [BRD/Ö]*, *Vermicompren [BRD]*) ist abzuraten.
(STILLZEIT)
Die Verwendung von Mitteln wie z. B. *Combantrin (Ö)*, *Helmex (BRD)*, *Molevac (BRD/Ö)*, *Pantelmin (Ö)*, *Vermox (BRD)*, *Yomesan (BRD/Ö)* ist in begründeten Fällen vertretbar.

54. Multivitamin-Präparate

(SCHWANGERSCHAFT)
Keine Risiken sind bekannt bei: *Beneroc (Ö)*, *Berocca Calcium (Ö)*, *Completovit (BRD)*, *Dreisavit (BRD)*, *Hermes Multivitamin (BRD)*, *Merz-Spezial (BRD/Ö)*, *Multibionta Brausetabl. und Kaps. (BRD/Ö)*, *Multibionta N (BRD)*, *Multi Sanostol (BRD)*, *Multivitamin Drobena (BRD)*, *Natabec (BRD/Ö)*, *Natabec F (BRD)*, *Omnival (BRD)*, *Pantovit Vital (BRD)*, *Pantovit Vitamin Elixier (BRD)*, *Rivitin BC (Ö)*.
Von der Verwendung folgender Multivitamin-Präparate ist abzuraten: *Cobidec (BRD)*, *Combionta N (BRD)*, *Eunova (BRD)*, *Lebertrankapseln Pohl (BRD)*, *Mulgatol (BRD)*, *Multibionta Tropfen, Ampullen (BRD/Ö)*, *Multivitamin Hameln (BRD)*, *Pantovit Vitamin Drag. (Ö)*, *Pregnavit (BRD/Ö)*, *Protovit (Ö)*, *Protovita (BRD)*, *Sanostol (Ö)*, *Supradyn (BRD/Ö)*.

(STILLZEIT)
Vertretbar sind Mittel wie z. B. *Beneroc (Ö)*, *Berocca Calcium (Ö)*, *Cobidec (BRD)*, *Completovit (BRD)*, *Dreisavit (BRD)*, *Eunova (BRD)*, *Hermes Multivitamin (BRD)*, *Lebertrankapseln Pohl (BRD)*, *Merz-Spezial (BRD/Ö)*, *Mulgatol (BRD)*, *Multibionta (BRD/Ö)*, *Multibionta N (BRD)*, *Multi Sanostol (BRD)*, *Multivitamin Drobena (BRD)*, *Multivitamin Hameln (BRD)*, *Natabec (BRD/Ö)*, *Natabec F (BRD)*, *Omnival (BRD)*, *Pantovit Vital (BRD)*, *Pantovit Vitamin (BRD)*, *Pantovit Dragees (Ö)*, *Pregnavit (BRD/Ö)*, *Protovit (Ö)*, *Protovita (BRD)*, *Rivitin BC (Ö)*, *Sanostol (Ö)*.
Von der Verwendung folgender Vitaminpräparate ist abzuraten: *Combionta N (BRD)*, *Multibionta (BRD/Ö)*, *Supradyn (BRD/Ö)*.

55. Vitamin A-, D-Präparate und Kombinationen

(SCHWANGERSCHAFT)
Vitamin A: Bei Überdosierungen sind Schädigungen des Kindes möglich. Wegen des Risikos sollte

Vitamin A nur in begründeten Fällen verwendet werden. Tagesdosen von 6000 Einheiten (inklusive des Vitamin A-Anteils in der Nahrung) sollten nicht überschritten werden.
Vitamin D: Bei Überdosierungen sind Schädigungen des Kindes möglich. Wegen dieses Risikos sollte Vitamin D nur in begründeten Fällen verwendet werden. Tagesdosen von 500 Einheiten (inklusive des Vitamin D-Anteils in der Nahrung und im Sonnenlicht) sollten nur in begründeten Ausnahmefällen überschritten werden. Für Schwangere vertretbar sind z. B. folgende Präparate: *Oleovit A (Ö), Oleovit D 3 (Ö), Sanhelios Augen-Vit (BRD), Vigantoletten 500 (BRD), Vigantoletten (Ö).*

(STILLZEIT)
Die Einnahme von Vitamin A, Vitamin D und Kombinationspräparaten wie z. B. *Arcavit A (Ö), Arovit (BRD / Ö), Avitol (Ö), Laevovit D 3 (Ö), Oleovit A (Ö), Oleovit A + D (Ö), Oleovit D 3 (Ö), Sanhelios Augen-Vit (BRD), ViDe 3 (Ö), Vigantoletten (BRD / Ö).*

56. Vitamin B

(SCHWANGERSCHAFT)
Vitamin B 6: Eine tägliche Dosis von 2,6 mg sollte nur in begründeten Fällen verwendet und nicht überschritten werden. Höhere Dosierungen sind nur in begründeten Ausnahmefällen vertretbar. Bei folgenden Präparaten wird die Tagesdosis von 2,6 mg nicht überschritten: z. B. *BVK Drag., Tropfen (BRD), Multivit B Amp., Injektionslsg. (Ö).*
Vitamin-B-Präparate wie z. B.

B 12 Steigerwald (BRD), Benerva (BRD / Ö), Berolase (BRD / Ö), Betabion (BRD), Cytobion (BRD), Erycytol (Ö), Folsan (BRD / Ö), Hepavit (Ö), Levurinetten Tabl. (BRD) sollten nur in begründeten Fällen verwendet werden.

(STILLZEIT)
Die Verwendung von Vitamin-B-Präparaten wie z. B. *B 12 Steigerwald (BRD), Benadon (BRD / Ö)- Benerva (BRD / Ö), Beneuran-B-Komplex (Ö), Beneuran comp. (Ö), Berolase (BRD / Ö), Betabion (BRD), BVK (BRD), Cytobion (BRD), Erycytol (Ö), Folsan (BRD / Ö), Hepavit (Ö), Hexobion (BRD / Ö), Levurinetten (BRD), Multivit B (Ö), Neurobion (BRD / Ö), Neurogrisevit (BRD), Neuro-Ratiopharm (BRD), Neurotrat (BRD), Neurotrat forte (BRD), Pleomix B (BRD), Polybion (BRD), Pyridoxin (Ö), Vitamin-B-Komplex Drobena (BRD), Vitamin-B-Komplex Hameln (BRD), Vitamin-B-Komplex Leopold (Ö)* sollte nur in begründeten Fällen erfolgen.

57. Vitamin C

(SCHWANGERSCHAFT)
Die Verwendung von Vitamin-C-Präparaten wie z. B. *Arcavit C (Ö), Cebion (BRD/Ö), Cedoxon (BRD), Ceglycon (BRD), Ce-Limo (Ö), Ce-Limo Orange (Ö), C-Vit (Ö), Cevitol (Ö), Hermes Vitamin C (BRD), Irocovit C (Ö), Mel C (Ö), Redoxon (Ö), Xitix (BRD)* ist in begründeten Fällen vertretbar. Siehe Kapitel B., 2.5., 3.5., 4.5., Seite 26, 31 und 35.

(STILLZEIT)
Die Verwendung von Vitamin-C-Präparaten wie z. B. *Arcavit C (Ö), Cebion (BRD/Ö), Cedoxon (BRD), Ceglycon (BRD), Ce-Limo (Ö), Ce-Limo Orange (Ö), C-Vit (Ö), Cevitol (Ö), Hermes Vitamin C (BRD), Irocovit C (Ö), Mel C (Ö), Redoxon (Ö), Xitix (BRD)* ist in begründeten Fällen vertretbar. Siehe Kapitel B., 7.3., Seite 162.

58. Vitamin E und andere

(SCHWANGERSCHAFT)
Von der Einnahme von Vitamin-E-Präparaten ist wegen des zweifelhaften therapeutischen Nutzens generell abzuraten.

(STILLZEIT)
Von der Einnahme von Vitamin-E-Präparaten ist wegen des zweifelhaften therapeutischen Nutzens generell abzuraten.

59. Tabletten gegen Zuckerkrankheit

(SCHWANGERSCHAFT)
Wer eine Schwangerschaft plant oder schwanger ist, sollte sich beim Arzt ausführlich über die notwendigen Maßnahmen informieren. Wegen vermuteter Risiken sollten Tabletten gegen Zuckerkrankheiten nicht verwendet werden. Wer eine Schwangerschaft plant oder schwanger ist, sollte auf Insulin umsteigen.

(STILLZEIT)
Wegen vermuteter Risiken sollte man Tabletten gegen Zuckerkrankheiten nicht verwenden oder aufhören zu stillen.

60. Insuline

(SCHWANGERSCHAFT)
Wer eine Schwangerschaft plant oder schwanger ist, sollte sich beim Arzt ausführlich über die notwendigen Maßnahmen informieren. Risiken können nicht aus-

geschlossen werden. Die Verwendung von Insulin ist jedoch relativ sicher, die Blutzuckerwerte dürfen nach Mahlzeiten 140–150 mg %, nüchtern 80–90 mg % nicht übersteigen. Der Insulinbedarf steigt normalerweise im 2. und 3. Drittel der Schwangerschaft.

(STILLZEIT)
Die Verwendung von Insulin ist relativ sicher. Risiken können jedoch nicht ausgeschlossen werden. Sprechen Sie mit Ihrem Arzt und lassen Sie sich ausführlich beraten.

61. Mittel zur Beeinflussung der Schilddrüse

(SCHWANGERSCHAFT)
Für Schilddrüsenhormone (z. B.: *Euthyrox [BRD/Ö], L-Thyroxin [BRD], Thyrex [Ö]*) bestehen bei sachgemäßer Verwendung keine Risiken für das Kind. Während der Schwangerschaft dürfen Schilddrüsenhormone nicht abgesetzt werden. Für Thyreostatika-haltige Mittel (z. B. *Carbimazol [BRD], Favistan [BRD/Ö], Neo-Morphazole [BRD]*) sind keine Risiken bekannt. Allerdings sollten nicht gleichzeitig Schilddrüsenhormone verwendet werden.

Von der Einnahme Jod-haltiger Präparate (z. B. *Jodetten [BRD], Strumedical [BRD]*) ist während der Schwangerschaft abzuraten.
(STILLZEIT)
Mittel wie z. B. *Carbimazol (BRD), Euthyrox (BRD/Ö), Favistan (BRD/Ö), L Thyroxin (BRD), Neo Morphazole (BRD), Thyrex (Ö)* sollten nur in begründeten Fällen verwendet werden. Jod-haltige Präparate (enthalten z. B. in: *Jodetten [BRD], Strumedical [BRD]*) sollte man nicht verwenden oder aufhören zu stillen.

62. Hormonelle Empfängnisverhütungsmittel (Pille)

(SCHWANGERSCHAFT)
Wer eine Schwangerschaft plant, sollte wegen der möglichen Risiken einige Monate vorher keine Pille verwenden.
(STILLZEIT)
Hormonelle Empfängnisverhütungsmittel können in die Muttermilch übertreten. Wegen vermuteter Risiken sollte man nicht die Pille, sondern andere Formen der Empfängnisverhütung verwenden oder aufhören zu stillen (siehe Kapitel 7.8., Empfängnisverhütung, Seite 166)

63. Mittel gegen Zyklusstörungen

(SCHWANGERSCHAFT)
In der Regel ist von Hormonprä-
paraten während der Schwanger-
schaft abzuraten. Bei speziellen
Gesundheitsproblemen (z. B.
Gelbkörperschwäche) können
Hormone eingesetzt werden.
Sprechen Sie mit Ihrem Arzt dar-
über und lassen Sie sich ausführ-
lich beraten.

(STILLZEIT)
Hormonelle Mittel können in die
Muttermilch übertreten. Wegen
vermuteter Risiken sollte man sie
nicht verwenden oder aufhören zu
stillen. Sprechen Sie mit Ihrem
Arzt darüber und lassen Sie sich
ausführlich darüber informieren.

64. Mittel gegen Entzündungen und Infektionen der Sexualorgane

(SCHWANGERSCHAFT)
Mittel wie z. B. *Biofanal (BRD),
Gyno Daktar (BRD), Gyno Daktarin (Ö), Gyno Monistat (BRD),
Gyno-Pevaryl (BRD/Ö), Gyno
Travogen (BRD/Ö), Moronal
(BRD), Pimafucin (BRD/Ö)* sollten nur in begründeten Fällen verwendet werden. Reine Metronidazol-haltige Mittel wie z. B. *Arilin (BRD), Clont (BRD), Flagyl
(BRD/Ö), Trichex (Ö)* sollten im
1. Drittel der Schwangerschaft
nicht verwendet werden, im 2. und
3. Drittel nur in begründeten Ausnahmefällen.
Reine Clotrimazol-haltige Mittel
wie z. B. *Canesten* (BRD/Ö) sollten im 1. Drittel der Schwangerschaft nur in begründeten Ausnahmefällen verwendet werden.
In der übrigen Schwangerschaft
nur in begründeten Fällen verwenden.

Von Hormon-haltigen Mitteln wie
z. B. *Linoladiol (BRD), Oekolp
(BRD), Ortho-Gynest (BRD),
Ovestin (BRD), Premarin (Ö)*, Ni-
furatel-haltigen Mitteln wie z. B.
Inimur (BRD) und Tinidazol-hal-
tigen Mitteln wie z. B. *Simplotan
(BRD)* ist abzuraten.
Wer eine Schwangerschaft plant,
sollte wegen der möglichen Risiken mindestens drei Monate vorher keine Hormone verwenden.
(STILLZEIT)
Mittel wie z. B. *Biofanal (BRD),
Canesten (BRD/Ö), Gyno Daktar
(BRD), Gyno Daktarin (Ö), Gyno Monistat (BRD), Gyno-Pevaryl (BRD/Ö), Gyno Travogen
(BRD/Ö), Inimur (BRD), Linoladiol (BRD), Moronal (BRD),
Oekolp (BRD), Ortho-Gynest
(BRD), Ovestin (BRD), Pimafucin (BRD/Ö), Premarin (Ö)* sollten nur in begründeten Fällen verwendet werden.

Von Metronidazol-haltigen Mitteln wie z. B. *Arilin (BRD), Clont (BRD), Flagyl (BRD/Ö), Trichex (Ö)* und Tinidazol-haltigen Mit- teln wie z. B. *Simplotan (BRD)* ist abzuraten oder man sollte aufhören zu stillen.

65. Männliche Sexualhormone (Androgene und Anabolika)

(SCHWANGERSCHAFT)
Von der Einnahme männlicher Sexualhormone wie z. B. *Anadur (BRD/Ö), Andriol (BRD), Deca Durabolin (BRD/Ö), Megagrisevit (BRD), Pasuma (BRD/Ö), Primobolan (BRD/Ö), Proviron (BRD/Ö), Sanabolicum (Ö), Testoviron (BRD/Ö), Tonol (BRD/Ö)* ist abzuraten.

(STILLZEIT)
Von der Einnahme männlicher Sexualhormone wie z. B. *Anadur (BRD/Ö), Andriol (BRD), Deca Durabolin (BRD/Ö), Megagrisevit (BRD), Pasuma (BRD/Ö), Primobolan (BRD/Ö), Proviron (BRD/Ö), Sanabolicum (Ö), Testoviron (BRD/Ö), Tonol (BRD/Ö)* ist abzuraten.

66. Örtlich wirksame Betäubungsmittel

(SCHWANGERSCHAFT)
Die Verwendung von örtlich wirkenden Betäubungsmitteln (z. B. *Carbostesin [BRD/Ö], Lokalan-P [Ö], Meaverin [BRD], Novanaest-purum [Ö], Novanaest-S [Ö], Novocain [BRD], Procain-Rödler [BRD], Scandicain [BRD/Ö], Ultracain [BRD], Xylanaest [Ö], Xylocain [Ö], Xyloneural [BRD/Ö]*) ist in begründeten Ausnahmefällen vertretbar. (Es besteht die Gefahr der Verlangsamung der Herzfrequenz beim Kind.)

(STILLZEIT)
Von örtlich wirkenden Betäubungsmitteln (z. B. *Carbostesin [BRD/Ö], Lokalan-P [Ö], Meaverin [BRD], Novanaest-purum [Ö], Novanaest-S [Ö], Novocain [BRD], Procain-Rödler [BRD], Scandicain [BRD/Ö], Ultracain [BRD], Xylanaest [Ö], Xylocain [Ö], Xyloneural [BRD/Ö]*) ist nicht bekannt, ob sie in die Muttermilch übertreten. Wegen nicht auszuschließender Risiken sollte man sie nur in begründeten Fällen verwenden.

67. Homöopathische Mittel

(SCHWANGERSCHAFT)
Die Verwendung von Präparaten, die als homöopathische Mittel gelten, ist wegen nicht vorhandener bzw. nicht zu erwartender Risiken vertretbar.

(STILLZEIT)
Die Verwendung von Präparaten, die als homöopathische Mittel gelten, ist wegen nicht vorhandener bzw. nicht zu erwartender Risiken vertretbar.

68. Mittel gegen Blutarmut (Eisenpräparate)

(SCHWANGERSCHAFT)
Die Einnahme folgender Mittel ist in begründeten Fällen zweckmäßig: *Aktiferrin [BRD / Ö], Ascofer [BRD], Ce Ferro [BRD], Eryfer [BRD] Ferretab [Ö], Ferro 66 [BRD], Ferronicum [Ö], Ferrophor [BRD], Ferro Sanol [BRD / Ö], Ferrum Hausmann [BRD / Ö], Lösferron [Ö], Spartocine [BRD].* Von der Einnahme folgender Mittel ist generell abzuraten: *Aktiferrin comp. [Ö], Aktiferrin F [BRD], B 12 comp. [BRD], Ferlixir [BRD], Ferlixir triplex [BRD], Ferrlecit [BRD], Ferro 66 DL [BRD], Ferro Folsan [BRD], Ferro Folsan plus [BRD], Ferrograd Fol [Ö], Ferro Gradumet [Ö], Ferro Sanol Duodenal [BRD / Ö],* *Ferro Sanol B [BRD], Ferrum Hausmann [BRD / Ö], Haematopan [BRD], Kendural C [BRD], Kendural Fol 500 [BRD], Kendural plus [BRD], Kobalt-Ferrlecit [BRD], Lösferron [Ö], Parkevit Fe [BRD], Plastulen [BRD], Tardyferon [BRD / Ö].*

(STILLZEIT)
Die Einnahme folgender Mittel ist in begründeten Fällen zweckmäßig:
Aktiferrin [BRD / Ö], Ascofer [BRD], Ce Ferron [BRD], Eryfer [BRD], Ferretag [Ö], Ferro 66 [BRD], Ferronicum [Ö], Ferrophor [BRD], Ferro Sanol [BRD / Ö], Ferrum Hausmann [BRD / Ö], Lösferron [Ö], Spartocine [BRD].

H. Anhang

1. Checkliste für Krankenhäuser

Fragen an eine Geburtenabteilung:

Vorbereitung auf die Geburt:

- Gibt es eine Beratung für Schwangere?
- Gibt es einen Geburtsvorbereitungskurs?
- Ist es möglich, die Abteilung inklusive Kreißsaal zu besichtigen?

Fragen zur Situation vor der Geburt:

- Dürfen Begleitpersonen (eine, mehrere) dabeisein?
- Darf eine Bezugsperson (Ehemann, Kindesvater, Freundin, Schwester, Mutter usw.) in allen Phasen der Geburt dabeisein?
- Dürfen sich diese Begleitpersonen abwechseln (z. B. die Schwester geht und der Ehemann kommt)?
- Kann die Frau herumgehen, solange sie möchte?
- Gibt es während der Eröffnungsperiode auch Aufenthaltsmöglichkeiten außerhalb des Kreißsaals?
- Darf die Frau alle Positionen (sitzen, knien, hocken, Seitenlage usw.) beliebig einnehmen?
- Besteht die Möglichkeit eines Entspannungsbades?
- Besteht die Möglichkeit, Musik (mitgebrachte Kassetten) zu spielen?
- Wird routinemäßig rasiert und ein Einlauf gemacht?
- Wann wird die Fruchtblase geöffnet?
- Wie viele Hebammen stehen zur Verfügung, wenn mehrere Gebärende gleichzeitig betreut werden müssen?
- Gibt es einen Bereitschaftsdienst, so daß zusätzliche Hebammen ge-

rufen werden können, wenn überdurchschnittlich viele Geburten stattfinden?
- Kann eine Frau ihre Hebamme zur Entbindung ins Krankenhaus mitbringen?
- Wie viele Kreißsäle gibt es?
- Wie viele Frauen sind normalerweise in einem Kreißsaal?

Fragen zur Überwachung der Geburt:

- Wird routinemäßig mit einem Herzton-Wehenschreiber während der gesamten Zeit (zeitweilig) im Kreißsaal überwacht?
- Wird diese Überwachung von außen durchgeführt?
- Wird für diese Überwachung die Fruchtblase geöffnet (zum Anbringen der Elektrode am kindlichen Kopf)?
- Werden Fernsehkameras zur Überwachung eingesetzt?
- Erfolgt die Überwachung durch die Hebamme/Arzt mit einem tragbaren Ultraschallgerät oder erfolgt sie mit einem Hörrohr?

Fragen zur Geburt:

- Darf die Frau die Geburtsposition frei wählen?
- Wenn nicht, darf sie in halbsitzender Position ohne Beinstützen entbinden?
- Muß sie in Rückenlage, mit an Stützen fixierten Beinen entbinden?
- Werden routinemäßig schmerzstillende Medikamente verabreicht? Wenn ja, welche?
- Wird routinemäßig ein Scheidendammschnitt gemacht?
- Wenn nein, wie hoch ist die Rate der Scheidendammschnitte?
- Wird bei einer Beckenendlage auf jeden Fall ein Kaiserschnitt gemacht? Bei Erstgebärenden?
- Wie hoch ist die Kaiserschnittrate?
- Wie hoch ist die Rate der Saugglocken- und Zangengeburten?
- Wie hoch ist die Rate der eingeleiteten Geburten?
- Wie oft wird ein Wehentropf verwendet?

Fragen für die Zeit unmittelbar nach der Geburt:

– Wann wird das Kind abgenabelt?
– Wie lange bleibt das Kind nach der Geburt bei der Mutter?
– Kann das Kind nach der Geburt angelegt werden?
– Darf der Vater das Kind in Ruhe baden?
– Wie lange wird auf die Nachgeburt gewartet?
– Werden routinemäßig Medikamente zur Gebärmutterrückbildung gegeben?
– Wird ein Riß oder Scheidendammschnitt normalerweise in Vollnarkose oder mit örtlicher Betäubung genäht?
– Haben Mutter, Kind und Vater nach der Geburt genügend Zeit, die neue Situation ungestört, das heißt allein miteinander, zu erleben?
– Wann wird das Kind routinemäßig untersucht?
– Welches Kinderkrankenhaus ist für Notfälle zuständig?
– Wenn das Kind verlegt wird: Kann die Mutter mitverlegt werden?

Fragen zum Stillen:

– Gibt es Rooming-in?
– Sind die Zeiten eingeschränkt (genaue Zeitangaben verlangen)?
– Gibt es fixe Stillzeiten (alle vier Stunden)?
– Wird routinemäßig Tee oder Milch zugefüttert?
– Wird routinemäßig abgepumpt?

Fragen zur Krankenhausroutine:

– Kann die Mutter bei Untersuchungen des Kindes durch den Kinderarzt anwesend sein?
– Besuchszeiten für den Mann?
– Dürfen Geschwister jeden Alters zu Besuch kommen?
– Allgemeine Besuchszeiten?
– Wie lange soll (muß) die Frau nach der Geburt im Krankenhaus bleiben?
– Gibt es die Möglichkeit einer ambulanten Geburt?
– Kann man eine eigene Hebamme mitbringen?
– Gibt es die Möglichkeit einer Nachbetreuung zuhause?

2. Empfehlungen der Weltgesundheitsorganisation (WHO) zur Geburtshilfe (1985)

Die WHO stellt fest, daß diese Empfehlungen für perinatale Einrichtungen weltweit anwendbar sind.

Jede Frau hat das Recht auf die richtige perinatale Betreuung, auf Mitentscheidung bei der Planung, Ausführung und auf Kritik der Betreuung. Neben der medizinischen Versorgung sollten soziale Bedingungen sowie emotionale und psychologische Faktoren viel stärker beachtet werden. Um die folgenden Empfehlungen in die Tat umzusetzen, ist nicht nur eine totale Änderung der Struktur der Gesundheitseinrichtungen notwendig, sondern auch eine Änderung der Verhaltensweisen aller Personen, die darin tätig sind, und einer Neuverteilung der menschlichen und physischen Mittel erforderlich.

Aus: »The Lancet« vom 24. August 1985. Die Übersetzung ist von der Weltgesundheitsorganisation (WHO) autorisiert.

Allgemeine Empfehlungen:

– Die Gesundheitsministerien sollten besondere Strategien bezüglich der »bedarfsgerechten Geburtstechnologie« für die öffentlichen und privaten Gesundheitseinrichtungen festsetzen.
– Länder sollten gemeinsame Forschung betreiben, um Gesundheitsbetreuungseinrichtungen zu bewerten.
– Die Allgemeinheit sollte über die verschiedenen Vorgänge bei der Geburtsbetreuung informiert sein, damit es jeder Frau möglich ist, jene Art der Betreuung zu wählen, die sie möchte.
– Die Mutter und ihre Familie sollte ermutigt werden, in der Perinatalzeit, also während der Schwangerschaft, der Geburt und der Zeit danach, für sich selbst zu sorgen, und Verständnis zu entwickeln, wann welche Hilfe notwendig ist, um die Bedingungen während der Schwangerschaft, der Geburt und danach zu verbessern.

– Frauenselbsthilfegruppen bieten wertvolle soziale Hilfe und eine einzigartige Gelegenheit, Information über Geburt auszutauschen.

– Jedes Team muß einheitliche Richtlinien erarbeiten, um Kontinuität bei der Überwachung einer Geburt zu gewährleisten. Das Perinatalteam sollte eine gemeinsame Arbeitsphilosophie haben, damit Personalwechsel nicht die Kontinuität der Betreuung gefährdet.

– Informelle Perinatalbetreuungssysteme (einschließlich traditioneller Geburtsbegleiter) müssen neben den offiziellen existieren. Zusammenarbeit muß zum Nutzen der Mutter erhalten werden. Solche Beziehungen können, parallel geführt, höchst effizient sein.

– Die Berufsausbildung sollte neues Wissen über soziale, kulturelle, anthropologische Aspekte der Geburt vermitteln.

– Perinatalbetreuer sollten gemeinschaftlich motiviert werden, Beziehungen zwischen Mutter, Kind und Familie zu vertiefen. Die Arbeit dieses Teams kann durch interdisziplinäre Konflikte beeinträchtigt werden, die systematisch erforscht werden sollten.

– Die Ausbildung in den Gesundheitsberufen sollte Kommunikationstraining beinhalten, um einen einfühlsamen Kontakt unter den Betreuern, mit der Schwangeren und ihrer Familie zu fördern.

– Die Ausbildung der Geburtsbetreuer sollte intensiviert werden. Die Betreuung der normalen Schwangerschaft, der Geburt und der Zeit danach sollte die Aufgabe dieses Berufes sein.

– Die Bewertung der Technologie sollte alle einbeziehen, die mit ihr arbeiten, sowie Epidemiologen, Sozialwissenschaftler, Gesundheitsbehörden und die Frauen, an denen sie angewandt wird.

– Informationen über die Art der Geburtshilfe in den verschiedenen Krankenhäusern (z. B. die Anzahl der Kaiserschnitte) sollten für die Öffentlichkeit zugänglich sein.

– Erforschung der Strukturen und die Zahl der Betreuer, die bei einer Geburt anwesend sind, sollte auf lokaler, nationaler und internationaler Ebene stattfinden, beinhaltend den entsprechenden Zugang zu primärer Perinatalbetreuung und größtmöglichem normalem Geburtsausgang und Verbesserung der perinatalen Gesundheit, der Kosteneffektivität und der Bedürfnisse und Wünsche der Allgemeinheit.

Spezielle Empfehlungen:

– Das Wohlbefinden der neuen Mutter muß durch freien Zutritt eines ausgewählten Mitglieds der Familie während der Geburt und des Wochenbettes gesichert sein. Zusätzlich muß das Betreuungsteam emotionale Unterstützung bieten.

– Frauen, die in einer Institution gebären, müssen das Recht behalten, die Bekleidung (ihre eigene und die des Babys), Essen, die Entsorgung der Plazenta und andere kulturell wichtige Praktiken zu bestimmen.

– Das gesunde Neugeborene muß, wann immer möglich, bei der Mutter bleiben. Die Beobachtung des gesunden Neugeborenen rechtfertigt nicht die Trennung von der Mutter.

– Sofortige Brustfütterung sollte gefördert werden, sogar noch bevor die Mutter den Gebärraum verläßt.

– Länder mit den niedrigsten Raten perinataler Mortalität haben Kaiserschnittraten von weniger als zehn Prozent. Es gibt keine Rechtfertigung für eine Region, Raten höher als zehn bis fünfzehn Prozent zu haben.

– Es gibt keinen Hinweis darauf, daß nach einer vorhergegangenen Kaiserschnittentbindung bei einer neuerlichen Schwangerschaft wieder ein Kaiserschnitt notwendig ist. Die vaginale Entbindung nach Kaiserschnitt sollte dort angestrebt werden, wo die Einrichtungen für Notfallchirurgie vorhanden sind.

– Die Unterbindung der Eileiter ist kein Grund für einen Kaiserschnitt. Es gibt einfachere und sicherere Methoden der Tubensterilisation.

– Es gibt keinen Hinweis darauf, daß die elektronische Routineüberwachung des Föten positiven Einfluß auf das Geburtergebnis hat. Die elektronische Überwachung sollte nur in sorgfältig ausgewählten Fällen, die mit hohen perinatalen Mortalitätsraten verbunden sind, angewandt werden. Forschungen sollten zur Auswahl jener Frauen angestellt werden, die von der elektronischen Überwachung profitieren könnten. In der Zwischenzeit sollten die nationalen Gesundheitsbehörden vom Kauf neuer Apparate Abstand nehmen.

– Es wird empfohlen, die fötale Herzfrequenz während der Eröffnungsperiode durch Auskultation (Abhören der Herztöne des Kindes mit Hilfe eines Holzstethoskopes) und genauso während der Austreibung, nur häufiger, zu überwachen.

– Es gibt weder einen Grund zur Rasur der Schambehaarung noch zu einem Einlauf vor der Geburt.

– Es wird nicht empfohlen, die schwangere Frau während der Wehen in Steinschnittlagerung (Rückenlage mit gespreizten Beinen) zu bringen. Herumgehen während der Wehen sollte gefördert werden. Jede Frau muß frei entscheiden können, welche Position sie während der Geburt einnehmen möchte.

– Der Damm sollte, wann immer möglich, geschützt werden. Die systematische Anwendung des Scheidendammschnitts ist nicht gerechtfertigt.

– Die künstliche Einleitung der Wehen sollte besonderen medizinischen Gründen vorbehalten sein. Keine Region sollte Einleitungsraten von mehr als zehn Prozent haben.

– Die Routineverabreichung schmerzstillender oder betäubender Medikamente während der Geburt (es sei denn, sie sind zur Behandlung oder Verhütung einer Komplikation notwendig) sollte vermieden werden.

– Die frühzeitige Eröffnung der Fruchtblase als Routinemaßnahme ist nicht gerechtfertigt.

– Weitere Untersuchungen sollten das Minimum an erforderlicher Spezialkleidung herausfinden, das Besucher der Gebärenden und des Neugeborenen zu benützen haben.

Folgerungen aus den Empfehlungen:

– Die obigen Empfehlungen anerkennen Unterschiede zwischen verschiedenen Regionen und Ländern. Folgerungen müssen an die jeweiligen Bedingungen angepaßt werden.

– Die Regierungen sollten Abteilungen bestimmen, die die Beurteilung »bedarfsgerechter Geburtstechnologie« koordinieren.

– Universitäten, wissenschaftliche Gesellschaften und Forschungsgruppen sollten alle an der Technologiebewertung teilnehmen.

– Finanzielle Regelungen sollten den undifferenzierten Einsatz der Technologien verhindern.

– Geburtshilfe, die die technikorientierte Geburt kritisiert und die emotionalen, psychischen und sozialen Aspekte der Geburt berücksichtigt, sollte gefördert werden.

– Regierungsbehörden, Universitäten, wissenschaftlichen Gesellschaften und anderen interessierten Gruppen sollte es ermöglicht werden, den ausgiebigen und ungerechtfertigten Einsatz des Kaiserschnittes zu beeinflussen, indem sie die negativen Auswirkungen auf Mutter und Kind aufdecken und veröffentlichen.

- WHO und PAHO sollten ein Netz von solchen Bewertungsgruppen
  aufbauen helfen, um Länder bei der Übernahme neuer Wege zu unterstützen, die in fortgeschritteneren Ländern entwickelt worden
  sind. Dieses Netzwerk würde andererseits auch einen Zentralpunkt
  zur Informationsweitergabe darstellen.
- Die Ergebnisse verschiedener Technologiebewertung sollten weiter-
  gegeben werden, um das Verhalten des professionellen Personals und
  die Einstellung der Öffentlichkeit entsprechend zu verändern.
- Regierungen sollten die Einführung von Bestimmungen in Erwägung
  ziehen, die die Einführung neuer Methoden bei der Geburt nur nach
  entsprechenden Untersuchungen erlauben.
- Es sollten nationale und regionale Konferenzen über Geburt geschaf-
  fen werden, um Gesundheitsanbieter, Gesundheitsbehörden, Benüt-
  zer, Frauengruppen und die Medien einzubeziehen.
- WHO und PAHO sollten ein Jahr proklamieren, dessen Anliegen die
  Förderung einer besseren Geburt ist.

Anmerkungen

Kapitel B

1 R. C. Benson, Handbook of obstetrics and gynecology, Lange Medical Publications, 1974, S. 68–69

2 J. Langman, Medizinische Embryologie, Georg Thieme Verlag, Stuttgart, 1974, S. 65

3 wie Anm. 2, S. 59

4 T. Verny, Das Seelenleben des Ungeborenen, Rogner & Bernhard, München 1981, S. 29–30

5 wie Anm. 4, S. 30–31

6 wie Anm. 4, S. 33

7 wie Anm. 4, S. 31

8 wie Anm. 4, S. 34

9 wie Anm. 4, S. 35

10 wie Anm. 4, S. 85–86

11 wie Anm. 4, S. 86

12 W. Helbig, Pathologie der Frühschwangerschaft, aus: Klinik der Frauenheilkunde und Geburtshilfe, Bd. V, Urban & Schwarzenberg, Wien–München–Baltimore 1966, S. 62–63

13 K. Knörr, H. Knörr-Gärtner, Umwelteinflüsse auf die Kindesentwicklung, aus: Gynäkologie und Geburtshilfe, Bd. II, Teil 1, S. 1.42

14 Arzneimittel-Telegramm August 1984, S. 62

15 wie Anm. 14

16 W. Helbig, Pathologie der Frühschwangerschaft, aus: Klinik der Frauenheilkunde und Geburtshilfe, Bd. 5, Urban & Schwarzenberg, Wien–München–Baltimore 1966, Ergänzungsband 1984, S. 27

17 K. Knörr, H. Knörr-Gärtner, Umwelteinflüsse auf die Kindesentwicklung, aus: Gynäkologie und Geburtshilfe, Bd. II, Teil 1, S. 1.50

18 E. C. project, Evaluation in pre-, peri- and postnatal care delivery systems, 1986, S. 9

19 Gerlinde M. Wilberg, Zeit für uns, Fischer Taschenbuchverlag, Frankfurt 1981, S. 40
20 Geschlechtsverkehr in der Schwangerschaft, Medical Tribune, Nr. 50, 14. Dez. 84
21 P. A. Georgakopoulos, D. Dodos, D. Mechleris, Sexuality In Pregnancy and Premature Labour, British Journal of Obstetrics and Gynecology (1984) 91, No. 9, S. 89
22 E. Keibl, Blutzellen (Erythrozyten und Leukozyten), Eisenstoffwechsel, Aus: Laboratoriumsdiagnostik, Hgb. E. Deutsch und G. Geyer, Verlag Brüder Hartmann, Berlin 1975, S. 215
23 wie Anm. 22, S. 220
24 V. Friedberg, Physiologische Veränderungen des Gesamtorganismus, Aus: Gynäkologie und Geburtshilfe, Band II/1, Schwangerschaft und Geburt, Georg Thieme Verlag, Stuttgart–New York, 1981, S. 3.56
25 wie Anm. 24, S. 3.58
26 O. Käser und R. Richter, Geburt aus der Kopflage, Aus: wie Anm. 24, S. 12.23
27 wie Anm. 24, S. 3.57
28 F. Wewalka, Plasmaproteine und Proteinabbauprodukte, Aus: wie Anm. 22, S. 656
29 O. Thalhammer, Toxoplasmose-Screening bei Schwangeren, Speculum, 2/1984
30 F. Kubli u. K. Wernicke, Fetale Gefahrenzustände, Aus: wie Anm. 24, S. 7.22
31 Diagnostic Ultrasound in Pregnancy: WHO View On Routine Screening, Aus: The Lancet, August 11, 1984
32 M. Wagner, The Efficacy And Safety Of Routine Scanning With Ultrasound During Pregnancy, Vortrag gehalten 1985
33 Project Management Group of the E. C., Prenatal Screening: Current Practice in EC Countries
34 D. L. Cochlin, Effects of Two Ultrasound Scanning Regimens On The Management Of Pregnancy, British Journal Of Obstetrics And Gynecology, (1984) 91, No. 9, S. 885
35 J. Murken, S. Stengel-Rutkowski, Möglichkeiten und Grenzen der pränatalen Diagnostik, aus: Genetisch Pädiatrische Arbeitstagung in Budapest, Wissenschaftliche Information, Milupa AG, Jahrgang 8, Heft 3, 1982, S. 2
36 G. Stalder, Genetik und Gesellschaft, aus: wie Anm. 36, S. 199
37 F. W. Zahn, Pränatale Diagnostik in einer gynäkologischen Praxis, Vortrag: Gemeinsame Tagung der Bayerischen Gesellschaft für Geburtshilfe und Frauenheilkunde und der Österreichischen Gesellschaft für Gynäkologie und Geburtshilfe, Graz 6.–8. Juni 1985, S. 88
38 G. Enders, Virus- und andere Infektionen in der Schwangerschaft: Diagno-

stik und Prävention, aus: Schädigende Noxen in der embryofetalen Entwicklung, Symposium in Bad Kissingen, Wissenschaftliche Information,
Jahrgang 9, Heft 6, Milupa 1983, S. 69

39 wie Anm. 38, S. 70
40 wie Anm. 38, S. 90
41 wie Anm. 38, S. 90
42 wie Anm. 38, S. 90
43 wie Anm. 38, S. 90
44 wie Anm. 38, S. 75
45 Infektionen bei Graviden mit möglicher Fruchtschädigung, Österreichi-
sches Bundesinstitut für Gesundheitswesen, 1983, 2.1., S. 12
46 Toxoplasmose kein Grund mehr zur Abtreibung, Medical Tribune, Okto-
ber 1985, Nr. 43
47 H. Asböck, V. Korbei, Versuch zum Nachweis von Toxoplasma gondii in
menschlichen Embryonen von Müttern mit latenter Toxoplasma-Infektion,
Mitteilung Österr. Gesellsch. Tropenmedizin. Parasitologie 5 1983 93–97
48 O. Thalhammer, Toxoplasmose-Screening bei Schwangeren, Speculum, 2/
1984
49 W. Goldhofer, Infektionskrankheiten, Aus: Gynäkologie und Geburtshilfe, Band II, Teil 2, Schwangerschaft und Geburt, Georg Thieme Verlag,
Stuttgart–New York, 1981, S. 8.127
50 wie Anm. 45
51 wie Anm. 49
52 wie Anm. 49
53 F.-E. Stieve, Schäden durch energiereiche Strahlen während der Schwangerschaft, Aus: Schädigende Noxen in der embryofetalen Entwicklung,
Wissenschaftliche Information, Jg. 9, Heft 5, 1983, Milupa AG, S. 165, 166
54 wie Anm. 53, S. 166
55 wie Anm. 53, S. 170
56 wie Anm. 53, S. 172
57 Frankfurter Rundschau 2.3.85
58 K. Knörr, H. Knörr-Gärtner, Umwelteinflüsse auf die Kindesentwicklung,
aus: Gynäkologie und Geburtshilfe, Band II, Teil 1, Georg Thieme Verlag
Stuttgart–New York 1981, S. 1.41
59 wie Anm. 58
60 wie Anm. 58, S. 1.41, 1.42
61 wie Anm. 58, S. 1.42
62 wie Anm. 58, S. 1.42
63 Moira Plant, Women, Drinking and Pregnancy, Tavistock Publications,
London–New York 1981, S. 89
64 M. Evans, R. Harbison, Cocaine, Marihuana, LSD: Pharmacological Effects in The Fetus and Newborn, aus: Jose Luis Rementeria, Drug Abuse In

Pregnancy and Neonatal Effects, The C. V. Mosby Company, St. Louis, 1977, S. 200

65 S. Pierog, The Infant in Narcotic Withdrawal: Clinical Picture, aus wie Anm. 64, S. 95–102

66 B. Wimmer-Puchinger, E. Müller-Tyl, Über die Wertigkeit psychosomatischer Faktoren bei der Entstehung der EPH-Gestosen, aus: Psychosomatische Medizin, 4/12–1984, Schweiz

67 M. Irrmann, Geburtshilfliche Trends aus der Sicht einer Belegabteilung in Frankreich: Primäre Prävention und funktionelle Geburtsleitung, aus: Die humane, familienorientierte und sichere Geburt, Georg Thieme Verlag, Stuttgart–New York, 1983, S. 94–96

68 V. Friedberg, Spätgestosen, aus: Gynäkologie und Geburtshilfe, Band II, Teil 2, Schwangerschaft und Geburt, Georg Thieme Verlag, Stuttgart–New York, 1981, S. 8.210

69 wie Anm. 68, S. 8.202

70 W. Goldhofer, Infektionskrankheiten, aus: Gynäkologie und Geburtshilfe, Bd. II, Teil 2, Georg Thieme Verlag, Stuttgart–New York 1981, S. 8.133

71 Weiss, R. F., Lehrbuch der Phytotherapie, Hippokrates Verlag Stuttgart, 6. Auflage 1985, S. 37

72 wie Anm. 71, S. 350

73 wie Anm. 71, S. 348

74 Willfort, R., Gesundheit durch Heilkräuter, R. Trauner Verlag Linz 1959, S. 207

75 wie Anm. 71, S. 46

76 wie Anm. 74, S. 335

77 wie Anm. 71, S. 54

78 Dorcsi, M., Homöopathie Band 4, Haug Verlag, S. 109

79 Homöopathisches Repetitorium, Deutsche Homöopathie-Union, Karlsruhe 1984

80 wie Anm. 78

81 H. Jung, Die Frühgeburt, Gynäkologie und Geburtshilfe, Band II, Teil 2, Georg Thieme Verlag, Stuttgart–New York, 1981, S. 9.12

82 Dr. Michel Irrmann, Geburtshilfliche Trends aus der Sicht einer Belegabteilung in Frankreich: Primäre Prävention und funktionelle Geburtsleitung, aus: Die humane, familienorientierte und sichere Geburt, Hgb. H.-G. Hillemanns, H. Steiner, D. Richter, Georg Thieme Verlag, Stuttgart–New York, 1983

83 E. u. H. Stähler, Über die Wirkung der Psychoprophylaxe auf die perinatale Mortalität, Morbidität, Häufigkeit von Mißbildung und Frühgeburt, aus: Ökologie der Perinaltzeit, Hgb. S. Schindler u. H. Zimprich, Hippokrates Verlag, Stuttgart, Jahr 1983

84 A. Busine, S. Wesel, Leboyers Geburtshilfe und moderne Perinatologie,

Vortrag am 8. Europ. Kongreß für Perinatalmedizin, Brüssel 7.–10. September 1982

85 wie Anm. 81

86 P. Boylan, K. O'Driscoll, Improvement in perinatal mortality rate attributed to spontaneous labor without use of tocolytic agents, American Journal of Obstetrics and Gynecology, Vol. 115, No. 7, S. 781–783

87 Wann ist die orale Wehenhemmung angezeigt?, Arzneimitteltelegramm 5/84

88 H. Weidinger et al, Betamimetic drugs for toxolysis and its effects on the fetal myocardium, Vortrag am Europäischen Kongreß für Perinatologie 1976

89 W. Helbig, Pathologie der Frühschwangerschaft. Aus: Klinik der Frauenheilkunde und Geburtshilfe, Band 5, Urban & Schwarzenberg, München–Wien–Baltimore 1984, S. 50

90 wie Anm. 89, S. 51

91 wie Anm. 89

92 wie Anm. 89

93 wie Anm. 89

94 M. Ringler, Psychosoziale Aspekte der Schwangerschaftsberatung, aus: Pränatale und perinatale Psychosomatik, Hippokrates Verlag, Stuttgart 1982, S. 179

95 E., H. Stähler, Über die Wirkung der Psychoprophylaxe auf die perinatale Mortalität, Morbidität, Häufigkeit von Mißbildung und Frühgeburt, aus: Ökologie der Perinatalzeit, Hippokrates Verlag, Stuttgart 1983, S. 90

96 wie Anm. 95

97 wie Anm. 95

98 H. J. Prill, Methoden der Geburtserleichterung, Psychologische bzw. nicht-medikamentöse Methoden, aus: Gynäkologie und Geburtshilfe, Bd. II, Teil 2, Georg Thieme Verlag, Stuttgart–New York, 1981, S. 11.10

99 wie Anm. 98

100 Episiotomy, aus: Acta Obstetrica et Gynecologica, Supplement 117, Umea 1983, Selected Perinatal Procedures, S. 25

Kapitel C

1 J. M. L. Phaff, The organisation of obstetrics in the Netherlands, WHO perinatal study group, 1983, S. 1–7

2 L. Kuntner, Die Gebärhaltung der Frau, Hans Marseille Verlag, München 1985, S. 86

3 wie Anm. 2, S. 120–121

4 A. Blume, Andere Umstände, Rowohlt Taschenbuch Verlag, Reinbek bei Hamburg 1982, S. 67, zitiert aus: S. Arms, Immaculate Deception – A new look at childbirth in America

5 wie Anm. 2, S. 161

6 C. Mendez-Bauer, Die Auswirkungen der Position unter der Geburt, Vortrag am 8. Kongreß für Perinatalmedizin, Brüssel, 7.–10. September 1982

7 wie Anm. 2, S. 162–163

8 M. Odent, Birth Reborn, Pantheon Books, New York, 1984

9 wie Anm. 2, S. 144–145

10 K. Baumgarten, K. Cretius, Die Geburt und ihre Überwachung, aus: Klinik der Frauenheilkunde und Geburtshilfe, Bd. 2, Urban & Schwarzenberg, München–Wien–Baltimore, 1984, S. 500/152–153

11 R. C. Benson, Handbook of obstetrics and gynecology, Lange Medical Publications, 1974, S. 165

12 H. Jung, Die Frühgeburt, aus: Gynäkologie und Geburtshilfe, Bd. II, Teil 2, Georg-Thieme-Verlag, Stuttgart–New York 1983, S. 9.26

13 W. Pschyrembel, Praktische Geburtshilfe, Walter De Gruyter, Berlin–New York 1973, S. 182

14 M. Hohmann, Früh- oder Spätabnabelung, Wiener Klinische Wochenschrift, Jg. 97 (1985), Heft 11, S. 500

15 B. Goos, Geburt – Sanfte Landung auf unserer Erde, aus: Geburt – Eintritt in eine neue Welt, Hgb. S. Schindler, Verlag für Psychologie, Dr. C. J. Hogrefe, Göttingen–Toronto–Zürich 1982, S. 218–225

16 A. Haverkamp et al., A controlled trial of the differential effects of intrapartum fetal monitoring, American Journal of Obstetrics and Gynecology, 1979, Vol. 134, S. 399–412

17 D. MacDonald et al., The Dublin randomized controlled trial of intrapartum fetal heart rate monitoring, American Journal of Obstetrics and Gynecology, 1985, Vol. 152, S. 524–539

18 H. Husslein, A. Seidl, Die regelwidrige Geburt, aus: Klinik der Frauenheilkunde und Geburtshilfe, Urban & Schwarzenberg, München–Wien–Baltimore, 1984, S. 6

19 M. S. Ramzin, H. Stamm, Beckenendlage, aus: Gynäkologie und Geburtshilfe, Georg Thieme Verlag, Stuttgart–New York 1983, S. 14.10

20 R. Bayer, Früh- und Spätergebnisse bei Wendung von Lageanomalien wie Beckenendlagen und Querlagen in Schädellagen, Österreichische Ärztezeitung 39/8, 1984, S. 535–540

21 wie Anm. 1

22 Prim. Wolf Jaskulski, Vorstand der gynäkologisch-geburtshilflichen Abteilung des Allg. öff. Krankenhauses Oberpullendorf, Burgenland, Österreich, persönliche Mitteilung und B. Kitzinger, Hausgeburt – Die natürliche Alternative, Biederstein Verlag, München 1982, S. 145–161

23 Preparation for labour and delivery, aus: Acta Obstetrica et Gynecologica, Supplement 117, Umea 1983, S. 16

24 wie Anm. 2, S. 154–155

25 Position adopted in labour and delivery, aus: Acta Obstetrica et Gynecologica, Supplement 117, Umea 1983, S. 15

26 wie Anm. 6

27 C. Homaus et al., Die analgetische und entspannende Wirkung von warmen Bädern während der Geburt, Vortrag am 8. Kongreß für Perinatalmedizin, Brüssel, 7.–10. September 1982

28 E. Kubista, H. Kucera, Über die Anwendung der Akupunktur zur Geburtsvorbereitung, aus: Zeitschrift für Geburtshilfe und Perinatologie 178 (1974), S. 224–229

29 B. Wiesenthal, Akupunktur in der Geburtshilfe, dzt. noch unveröffentlicht.

30 R. Lohmann, Suggestive Verfahren in: Lehrbuch der Psychosomatischen Medizin 5., München, Wien–Baltimore 1981, S. 416f.

31 wie Anm. 30, S. 411f.

32 D. I. Hoffman et al., Plasma Beta-Endorphin concentrations prior to and during pregnancy, in labor, and after delivery, American Journal of Obstetrics and Gynecology (1984), 150, No. 5, Part 1, S. 492

33 H. Albrecht, K. Strasser, Lumbale und kaudale Peridural- und Spinalanästhesie, aus: Gynäkologie und Geburtshilfe, Bd. II, Teil 2, Georg Thieme Verlag, Stuttgart–New York, 1983, S. 11.26–11.31

34 wie Anm. 33, S. 11.30

35 wie Anm. 34, S. 11.31

36 H. Meinreken, Transvaginale Leitungsanästhesien und Lokalanästhesien unter der Geburt, aus: Analgesie und Anästhesie in der Geburtshilfe, Wissenschaftliche Information, Jg. 6, Heft 4, 1980, Milupa AG, 5412 Puch, S. 141–142

37 W. J. Motter, P. A. M. Weiß, Der Zeitpunkt der Amniotomie: sein Einfluß auf Mutter und Kind, Wiener Klinische Wochenschrift, 1984, Heft 12, S. 446–450

38 P. Buekens, R. Lagasse, M. Dramaix et al., Episiotomy and third-degree tears, British Journal of Obstetrics and Gynecology, (1985) 92, No. 8, S. 820

39 H. Gordon, M. Longue, Perineal muscle function after childbirth, aus: The Lancet, No. 8447, Vol. II, 1985, S. 123–125

40 S. Kitzinger, R. Walters, Some women's experiences of episiotomy, National Childbirth Trust, 1981

41 P. Bailer, Die geburtshilflichen Operationen, aus: Klinik der Frauenheilkunde und Geburtshilfe, Urban & Schwarzenberg, München–Wien–Baltimore, Ergänzung 1984, S. 547–548

42 A. Poroy, Vorteile der medianen Episiotomie, Sexualmedizin 2/86, S. 37

43 A. Vacca et al., Portsmouth operative delivery trial: comparison vacuum extraction and forceps delivery, British Journal of Obstetrics and Gynecology, Dec. 1983, Vol. 90, S. 1107–1112

44 R. Brun del Re, O. Käser, V. Friedberg, K.-G. Ober, K. Thomsen, J. Zander, Die geburtshilflichen Operationen, aus: Gynäkologie und Geburtshilfe, Bd. II, Teil 2, Georg Thieme Verlag, Stuttgart–New York, 1983, S. 18.17

45 Statement of the panel from the national consensus conference on aspects of cesarean birth, McMaster University, Hamilton, Ontario, Canada

46 wie Anm. 38, S. 3

47 G. Faxelius et al., Neonatal adaption after vaginal delivery compared to cesarean section, Vortrag am 8. Europäischen Kongreß für Perinatalmedizin, Brüssel, 7.–10. September 1982

48 B. M. Morgan et al., Anestethic morbidity following cesarean section under epidural or general anesthesia, aus: The Lancet 1, 1984, S. 328–330

49 O. Käser, K. P. Lüscher, Die Überwachung des Fetus, aus: Gynäkologie und Geburtshilfe, Bd. II, Teil 2, Georg Thieme Verlag, Stuttgart–New York 1981, S. 12.80

50 K. P. Riegel, Einfluß von Anästhesie und Analgesie, aus: Analgesie und Anästhesie in der Geburtshilfe, Wissenschaftliche Information, Jg. 6, Heft 4, 1980, Milupa AG, S. 201

51 A. Whitelaw, K. Sleath, Myth of the masurpial mother: home care of very low birth weight babies in Bogota, Colombia, aus: The Lancet, Vol. 1, 1985, S. 1206–1208

52 G. Lamberti, Die verlängerte Tragzeit, aus: Gynäkologie und Geburtshilfe, Georg Thieme Verlag, Stuttgart–New York 1983, S. 9.28

53 wie Anm. 52, S. 9.30

54 H. Lau, Spätgeburt, aus: Klinik der Frauenheilkunde und Geburtshilfe, Bd. 2, Urban & Schwarzenberg, München–Wien–Baltimore 1975, S. 112

55 E. L. Capeless, L. I. Mann, Use of breast stimulation for antepartum stress testing, Obstetrics and Gynecology (1984), 64, No. 5, S. 641

56 wie Anm. 53, S. 9.30f

57 R. C. Benson, Handbook of obstetrics and gynecology, Lange Medical Publications, 1974, S. 156

58 J. Bitzer, M. Hendry, R. Richter, Universitätsfrauenklinik Basel, Über die intrauterine Wachstumsretardierung, Aus: Geburtshilfe und Frauenheilkunde 45 (1985), S. 79–82

59 H. Lau, Spätgeburt, aus: Klinik der Frauenheilkunde und Geburtshilfe, Bd. II, Ergänzung 1975, S. 97

60 wie Anm. 56

61 wie Anm. 56

62 B. Ekman-Ordeberg et al., Comparison of intravenous oxytocin and vagi-

nal prostaglandin E2 gel in women with unripe cervixes and premature rupture of the menbranes, Obstetrics and Gynecology, (1985) 66, No. 3, S. 307

Kapitel D

1 Marshall Klaus, John Kennell, Mutter-Kind-Bindung, Kösel Verlag, München 1983, S. 19–20

2 Aidan Macfarlane, Die Geburt, Klett-Cotta, Stuttgart 1978, S. 104

3 wie Anm. 2, S. 105

4 wie Anm. 2, S. 105

5 E. Dalaskova, Univ. Frauenklinik »T. Kirkova«, Sofia, Bulgarien, Erfahrungen mit Rooming-in, Vortrag auf dem 8. Kongreß für Perinatalmedizin, Brüssel, 7.–10. Sept. 1982

6 Medical Tribune, 12. Nov. 1982, Nr. 46, Neugeborenen-Station: Schwestern gefährden Säuglinge, zitiert nach: F. Daschner, H. Langmaack, W. Schleipen, Klinikhygiene der Universitätsklinik Freiburg, Geburtshilfe und Frauenheilkunde, 42 (1982), S. 672–675

7 Erfahrungen am Landeskrankenhaus von Oberpullendorf, persönliche Mitteilung von Primarius Wolf Jaskulski

8 H. J. Prill, Psychologie und Psychopathologie der Schwangeren, Gebärenden und Wöchnerin, aus: Gynäkologie und Geburtshilfe, Hsg. O. Käser, Bd. II, Teil 1, Georg Thieme Verlag, Stuttgart–New York 1981, S. 3.86

9 D. I. Hoffman et al., Plasma Beta-Endorphin Konzentrationen vor, während und nach der Geburt, American Journal of Obstetrics and Gynecology, (1984) 150, No. 5, Part 1, S. 482

10 Katharina Dalton, Mütter nach der Geburt: Wege aus der Depression, Klett Cotta, Stuttgart 1984, S. 23

11 wie Anm. 10, S. 123

12 G. Schneider, More on silver nitrate prophylaxis against gonococcal ophthalmia neonatorum, Pediatric Notes, Vol. 8, No. 35, Aug. 30, 1984, S. 138

13 Center for Disease Control, Supplement to morbidity and mortality weekly report, Prevention and treatment of chlamydial conjunctivitis, Pediatric Notes, Vol. 6, 1982, S. 151

14 B. Doraiswamy, On gonococcal conjunctivitis, Pediatric Notes, Vol. 7, No. 35, Sept. 1, 1983, S. 137

15 wie Anm. 13

16 wie Anm. 13, S. 150

17 Deutsches Bundesgesundheitsblatt 26, Nr. 5 (1983), S. 125–143

18 wie Anm. 17

19 H. Czermak, Die erste Kindheit, Österreichischer Bundesverlag, Wien 1982, S. 94–95

20 H. Vorherr, Das Wochenbett, Physiologie und Pathologie, Aus: Gynäkologie und Geburtshilfe, Georg Thieme Verlag Stuttgart–New York 1981, S. 17.22

21 H. Lothrop, Das Stillbuch, Kösel Verlag, München 1981, S. 45–46

22 wie Anm. 19, S. 17.18–17.19

23 wie Anm. 20, S. 49

24 wie Anm. 20, S. 91

25 wie Anm. 20, S. 92

26 wie Anm. 20, S. 135

27 wie Anm. 20, S. 88

28 wie Anm. 20, S. 29

29 wie Anm. 20, S. 21–22

30 wie Anm. 20, S. 26

31 K. Langbein, H.-P. Martin, H. Weiss, Bittere Pillen, Kiepenheuer & Witsch, Köln 1985, S. 959–960

32 wie Anm. 20, S. 26

33 wie Anm. 20, S. 17.25

34 wie Anm. 20, S. 17.27

35 M. Irrmann, persönliche Mitteilung

36 K. Langbein, H.-P. Martin, H. Weiss, Bittere Pillen, Kiepenheuer & Witsch, Köln 1985, S. 922

37 wie Anm. 36, S. 923

38 A. Huber, E. Olbrich, K. Coleselli, Beeinflußt die Langzeitverwendung von Kupfer IUD's das Schwangerschaftsrisiko, aus: Gynäkologische Praxis 7, 1983, S. 713

39 W. Heeschen, Schadstoffe (Rückstände und Verunreinigungen) in Frauenmilch. Moderatorenbericht von der 45. Tagung der Deutschen Gesellschaft für Gynäkologie und Geburtshilfe, aus Gynäkologie und Geburtshilfe 1/1985, S. 31

40 wie Anm. 39, S. 25

41 wie Anm. 39, S. 27

42 DFG Deutsche Forschungsgemeinschaft, Rückstände und Verunreinigungen in der Frauenmilch, Mitteilung XII der Kommission zur Prüfung von Rückständen in Lebensmitteln, Verlag Chemie, 1984, S. 60

43 wie Anm. 39, S. 60

44 wie Anm. 39, S. 30

45 wie Anm. 39, S. 31

46 wie Anm. 39, S. 83

47 wie Anm. 21, S. 138

48 Lehrbuch der Geburtshilfe, 3. überarbeitete Auflage, Leipzig 1980, S. 464

49 M. Klaus, J. Kennell, Mutter-Kind-Bindung, Kösel Verlag, München 1983, S. 239

50 G. Ohlmeier, Frühförderung behinderter Kinder, Verlag Modernes Lernen, Dortmund

51 wie Anm. 49, S. 239–240

52 wie Anm. 49, S. 241–245

53 wie Anm. 50

54 R. Schamberger, Frühtherapie bei geistig behinderten Säuglingen und Kleinkindern, Beltz Verlag, Weinheim und Basel 1978

55 M. H. Klaus. J. H. Kennell, Mutter-Kind-Bindung, Kösel Verlag, München 1983, S. 327

56 wie Anm. 48, S. 301

57 wie Anm. 48, S. 302 f

58 H. Jolly, Vortrag beim 10. Symposium für Pädiatrische Intensivmedizin aus: Medical Tribune, Nr. 39, Sep. 1984

59 wie Anm. 48, S. 299

60 wie Anm. 48, S. 303

61 wie Anm. 48, S. 303–305

62 wie Anm. 48, S. 296

63 wie Anm. 8

64 wie Anm. 48, S. 304

65 wie Anm. 48, S. 305

66 wie Anm. 48, S. 314

67 wie Anm. 48, S. 307, 308

Kapitel F

1 Arbeitsbelastung und Gesundheitsverschleiß, Institut für Sozial- und Wirtschaftswissenschaften der Kammer für Arbeiter und Angestellte in Oberösterreich Linz, 1984, S. 12

2 wie Anm. 1, S. 24

3 I. Schöll-Schwinghammer, L. Lappe, Arbeitsbedingungen und Arbeitsbewußtsein erwerbstätiger Frauen, Rationalisierungskuratorium der Deutschen Wirtschaft

4 Bericht über die Situation der Frau in Österreich, Frauenbericht 1985, Heft 4, Gesundheit/Krankheit, Bundeskanzleramt, Wien 1985, Heft 4, Gesundheit/Krankheit, Bundeskanzleramt Wien 1985

5 P. G. Meisel, Arbeitsschutz für Frauen und Mütter, Verlag C. H. Beck

6 M. Knöfler, O. Martinek, Mutterschutzgesetz, Verlag des Österreichischen Gewerkschaftsbundes, Wien 1984

Register

Krista Federspiel
Zahn um Zahn

Vom Umgang mit Zahnproblemen
und Zahnärzten
Ein Ratgeber

Wir werden meist schmerzhaft an ihn erinnert, und er
bleibt uns nicht erspart: Der Weg zum Zahnarzt. Was
dann im Mund passiert und ob der Zahnarzt seriös arbeitet, davon haben Patienten meist keine Ahnung.
Die Arbeit der Zahnärzte ist im Zusammenhang mit der
Gesundheitskostenexplosion ins Blickfeld geraten. Mit
Zahn um Zahn hat der Verbraucher erstmals die Chance
zu durchschauen, ob sein Zahnarzt ihn gut behandelt und
ob Zahnpasten, Mundspülungen und Schmerzmittel halten was sie versprechen.

Kiepenheuer & Witsch

LISA LANGBEIN
ERIKA TRAPPL
KOPFWEH

Was tun bei Kopfschmerz und Migräne?
Ein Ratgeber

Es soll vereinzelt Menschen geben, für die Kopfschmerz
ein Fremdwort ist. Viele sind das sicher nicht. Kopfschmerzen können ein quälendes, das Leben beeinträch-
tigendes Leiden sein, und trotzdem sind sie keine Krankheit.
Der Ratgeber erklärt die verschiedenen Kopfschmerzar-
ten und ihre Ursachen, er zeigt alternative Behandlungsmethoden ohne Medikamente auf, scheidet die sinnvollen
von den bedenklichen und gefährlichen Medikamenten
und Naturheilmitteln.

KIEPENHEUER&WITSCH

Kurt Langbein
Schlaflos
Vom Umgang mit Schlafproblemen
Ein Ratgeber

Jeder von uns kennt das: Man kann nicht einschlafen und wacht mitten in der Nacht auf — der Schlaf ist wie weggeblasen. Für viele wird das Nacht für Nacht zum quälenden Zustand. Den meisten sind die Ursachen ihres Leidens unbekannt.

Schlafstörungen sind eine weit verbreitete Krankheit — oder »nur« ein Übel? Schlafstörungen können sowohl Kinder als auch Erwachsene und alte Menschen plagen. Bevor man zu den vielen, meist Suchtpotential enthaltenden Medikamenten greift, sollte man alle alternativen Behandlungsmöglichkeiten kennen. *Schlaflos* stellt sie vor.

Kiepenheuer & Witsch

HANS WEISS
MIT HOCHDRUCK LEBEN

Was tun bei Bluthochdruck?
Ein Ratgeber

Die meisten wissen nichts davon und spüren es nicht. Trotzdem leiden 10 bis 15% der Bevölkerung darunter: Bluthochdruck. Die gefährlichen Folgen zeigen sich erst nach Jahren: Gehirnschläge und Herzerkrankungen treten bei Menschen mit zu hohem Blutdruck wesentlich häufiger auf.
Dem Leser wird die gesamte Palette von Ursachen, die zu Bluthochdruck führen können, vorgestellt; ihm werden viele Möglichkeiten der nicht-medikamentösen Behandlung genannt. Außerdem: Eine Bewertung der Medikamente, Naturheilmittel und homöopathischen Präparate sowie detaillierte Angaben über Nebenwirkungen und Hinweisen für die Einnahme.

KIEPENHEUER&WITSCH

KURT LANGBEIN
HANS PETER MARTIN
HANS WEISS
BITTERE PILLEN
VOLLSTÄNDIG NEU BEARBEITETE
UND ERWEITERTE AUSGABE

NEU: 2.500 Medikamente wissenschaftlich bewertet
Alle Kapitel komplett überarbeitet
Zusätzlich: Kapitel über Naturheilmittel und Homöopathie
Erstmals alle wichtigen Krankenhauspräparate erfaßt und bewertet.

»*Bittere Pillen* ist die Übersetzung der Bibel zur Verhinderung von Arzneimittelmißbrauch für Laien.«
Der Pharmakologe Professor Georges Peters im Spiegel

KIEPENHEUER&WITSCH

PROF. DR. HERBERT LIPPERT
VON KOPF BIS FUSS

Nutzen und Risiken von Operationen
Ein kritischer Ratgeber

Von Kopf bis Fuß beschreibt in umfassender Weise Nutzen und Risiken aller häufig ausgeführten Operationen auch für den Nichtmediziner verständlich und trotzdem wissenschaftlich exakt.

Aus dem Inhalt: Allgemeine Risiken von Operationen / Narkose und örtliche Betäubung / Risiken der ärztlichen Untersuchung / Magen / Dünndarm / Dickdarm / Leber und Gallenwege / Bauchspeicheldrüse und Nebenniere / Milz / Harnorgane / Weibliche Geschlechtsorgane / Männliche Geschlechtsorgane / Herz / Lunge / Speiseröhre / Brustdrüse / Schilddrüse und Nebenschilddrüse / Kehlkopf und Luftröhre / Mundhöhle, Nasenhöhle und Rachen / Ohr / Auge / Blutgefäße / Nervensystem / Knochen und Gelenk / Haut

KIEPENHEUER & WITSCH